Caroline Oblasser

Brüt es aus!

Die freie Schwangerschaft: Methode mit Mama, Baby und Co

AF764390

edition riedenburg

Bibliografische Information der Deutschen Nationalbibliothek
Die Deutsche Nationalbibliothek verzeichnet diese Publikation in der Deutschen Nationalbibliografie; detaillierte bibliografische Daten sind im Internet über http://dnb.d-nb.de abrufbar.

Besonderer Hinweis

Das vorliegende Buch wurde sorgfältig erarbeitet. Dennoch erfolgen alle Angaben ohne Gewähr, zumal auch zahlreiche subjektive Erinnerungen und persönliche Erfahrungen geschildert werden, die sich nicht verallgemeinern lassen. Weder Autorin noch Verlag können für eventuelle Nachteile oder Schäden, die aus den im Buch vorliegenden Informationen resultieren, eine Haftung übernehmen. Befragen Sie im Zweifelsfall bitte Hebamme/Entbindungshelfer, Stillberaterin, Ärztin/Arzt, ApothekerIn oder TherapeutIn.

Dieses Buch enthält eingetragene Warenzeichen, Handelsnamen und Gebrauchsmarken. Wenn diese nicht als solche gekennzeichnet sein sollten, so gelten trotzdem die entsprechenden Bestimmungen.

Die Personen der Kurzgeschichten sind frei erfunden. Übereinstimmungen mit lebenden oder verstorbenen Personen sind rein zufällig und nicht beabsichtigt.

1. Auflage Juni 2013
© 2013 edition riedenburg
Verlagsanschrift Anton-Hochmuth-Straße 8, 5020 Salzburg, Österreich
Internet www.editionriedenburg.at
E-Mail verlag@editionriedenburg.at

Lektorat Dr. phil. Heike Wolter, Regensburg
Fachlektorat Anna Rockel-Loenhoff, Unna

Satz und Layout edition riedenburg
Illustrationen Frau+Blumen Cover/Innenteil © Aysun Sahin-Narot – Fotolia.com
Herstellung Books on Demand GmbH, Norderstedt

ISBN 978-3-902647-96-2

Was dich in diesem Buch erwartet:

Was fühlst du in dir, wenn du das Wort „Schwangerschaft" hörst?

Wie war die Schwangerschaft deiner Mutter mit dir?

Willkommen in der Aufzuchtstation für kleine Erdlinge!

Du hast dir dieses Buch gekauft oder es geschenkt bekommen. Warum eigentlich? Bist du vielleicht schwanger oder auf dem besten Weg dorthin? Du weißt bereits, dass es Mutterpässe und zigfache Untersuchungen für Schwangere gibt – das grundsätzliche Gefühl, ein Menschlein in sich zu tragen, ist dir aber irgendwie suspekt? Glaubst du vielleicht sogar daran, dass zu einer Schwangerschaft nicht nur Frau und Mann gehören, sondern automatisch auch Frauenarzt, Klinik, Hebamme und Co?

Ich möchte dich dazu einladen, deinen schwangeren Körper ganz egoistisch selbst zu erkunden und dich bedingungslos auf das einzustellen, was dich in dieser besonderen Lebensphase erwartet: Ein Auf und Ab der Gefühle, eine magische Verwandlung deines Körpers – gleichzeitig jedoch auch die seit Menschengedenken bestehende banale Realität der natürlichen Fortpflanzung.

Generation um Generation vor dir hat sich redlich darum bemüht, den Vorgang der Evolution so perfekt wie möglich zu gestalten. Und am Ende der Fahnenstange sitzt nun gewissermaßen du und sahnst die gesammelte menschliche Erberfahrung ab. Was sollte da in aller Regel noch schiefgehen?

Doch halt! War da nicht deine anfängliche Skepsis, und ist Schwangersein nicht eigentlich eine Sache für den Arzt und seine mannigfaltigen Untersuchungen? Denn wofür gäbe es überhaupt die Schwangerschaftsvorsorge, wenn sie nicht zur Anwendung kommen dürfte?

Nun, die Sache verhält sich – aus einem etwas anderen Blickwinkel betrachtet – geringfügig anders. Denn bekanntlich wurde zuerst (also wirklich: ganz zu Beginn) die Schwangerschaft erfunden. Dann erst (um genauer zu sein: vor ein paar läppischen Jahrzehnten) kam die länderweise teils pflichtmäßig vorgeschriebene Untersuchungsmaschinerie nebst der hierfür erforderlichen Berufe sowie ihrer meist elektrisch betriebenen Geräte und (chemischen) Analysemethoden. Das Henne-Ei-Problem ist also zumindest im Fall der Schwangeren und ihres Brütlings eindeutig gelöst.

Verschwenden wir jetzt aber nicht mehr Zeit mit Diskussionen, sondern konzentrieren wir uns lieber darauf, die vollkommene Privatheit wiederzuentdecken. Sollte sie denn verloren gegangen sein.

Privat: Das bist du. Das ist dein Kind für dich. Und wen du in die Geheimnisse deiner Schwangerschaft einweihst, das entscheidest ganz alleine nur du.

So wie Anna, die zumindest ihre beste Freundin Eva dazu einlädt, einige ihrer persönlichen Erfahrungen mit ihr zu teilen ...

Ich bin schwanger!
Dich möchte ich einweihen:

Annas selbstständige Schwangerschaft und die Folgen

Anna erinnert sich. Südfrankreich, Sommer. Heiß war es, und weil nicht daran zu denken war, draußen zu verglühen, beschäftigte sie sich wieder einmal mit dem Staubsauger der angemieteten Wohnung.

Staubsauger sind Annas Leidenschaft. Zu Hause hat sie vier an der Zahl: Einen für die „groben" Sachen, einen für die kleinen Sachen, einen ohne Kabel und einen, der ganz von alleine seine Runden zieht, um anschließend wieder in sein Nest zu kriechen, wo er sich auflädt.

Doch zurück zu diesem Tag im Juli. Anna erwartete ihre Regel und freute sich schon, die freie Menstruation im Meerwasser so herrlich unkompliziert praktizieren zu können. Sie lehnte also den herkömmlichen Beutelsauger an die Wand und marschierte auf die Toilette. Dort begab sie sich in eine bequeme Position. Tief drinnen gab sie ihrem entspannten Muttermund den Hinweis, die von ihr vermutete Mensflüssigkeit abzulassen. Doch es kam nichts. Das französische Klopapier blieb blütenweiß. Auch als Anna zum Test etwas weiter in ihre Scheide hineinbohrte, offenbarte sich ihr nicht die geringste rötliche Spur.

„Hm", überlegte sie bei sich, „Tag 29. Oder doch erst 28?" Anna war sich nicht so ganz sicher. Ihren Menstruationskalender hatte sie zu allem Überfluss zu Hause vergessen.

Rasch griff sie zu ihrem Handy und simste ihrer Freundin Eva: „Kannst du viell. heute schon Blumen gießen? Sag mir bitte, welcher Zyklustag ist. Kalender liegt am Schreibtisch. Danke! A." Keine zwei Minuten später kam ein Smiley von Eva zurück – sie hatte Annas Verdacht, eventuell schwanger zu sein, wohl erahnt. Eine weitere Viertelstunde später dann die dringend erwartete Antwort: „Heute ist der 20. Juli und du bist Zyklustag 30. Darf man schon gratulieren? ;-)"

Puh! Das saß. Am 30. Zyklustag brauchte Anna eigentlich gar keinen Schwangerschaftstest mehr zu machen. Oder hatte die Reise ihren sonst so pünktlichen Zyklus vielleicht durcheinandergebracht? Sie rief Peter zu, dass sie einen dringenden Weg hatte, und machte sich auf in Richtung Apotheke. Für 6,99 erstand sie einen Schwangerschaftstest, dessen französische Anleitung sie nur kurz überflog. Auch ohne vertiefende Sprachkenntnisse war unschwer zu verstehen, dass der zweite Strich im Sichtfenster so viel wie „Baby" bedeutete.

Wieder in der Ferienwohnung angekommen folgte die endgültige Gewissheit: Schwanger! Anna kontrollierte den zweiten Strich erneut und stellte zur Sicherheit den Test auf den Kopf, aber das änderte nichts am Ergebnis. Während sie noch überlegte, ob sie ihren ersten zu erwartenden Heißhunger auf saure Gurken oder Schokolade bekommen sollte, zog sie sich wieder an und ging zu Peter ins Wohnzimmer. Wortlos hielt sie ihm den Test unter die Nase und meinte: „Unseren nächsten Sommerurlaub sollten wir wohl nicht mehr 1200 Kilometer von zu Hause verbringen." Beide freuten sich riesig über die so willkommene Überraschung, Nachwuchs zu erwarten, und beschlossen, diesen Tag nie mehr zu vergessen.

Die restliche Ferienzeit verging wie im Flug, und Anna meinte, bei einem ersten Foto bereits ein kleines Bäuchlein erkannt zu haben. Später musste sie wohl oder übel feststellen, dass dies ein Resultat übermäßigen Konsums blähender Bohnen gewesen war – aber sei's drum. Das schwangere Gefühl hatte sich in Annas vollkommener Weiblichkeit zu 100 Prozent eingestellt, und anstatt Schokolade und saure Gurken zu futtern, bekam sie einen unbändigen Drang, kiloweise grünen Salat zu verspeisen. Dazu Fisch und jede Menge köstliches Obst.

Etwa 7 Monate später

Es klingelt an der Tür.

„Eva, du bist aber früh dran! Ich dachte, du kommst erst zum Hauptfilm", ruft Anna und drückt ihre beste Freundin, so gut es eben geht. Immerhin ist Anna schon ziemlich schwanger und am Bauch etwas umfangreicher geworden. „Gut siehst du aus!", bemerkt Eva. „Ich hab meine Kamera dabei, lass uns deine Kurven gleich mal für später festhalten."

„Kurven, dass ich nicht lache", meckert Anna, „vorne dran klebt ein Gymnastikball, und ansonsten hat sich ganz offensichtlich nicht viel getan im Annencafe." „Sei doch froh!", gibt Eva zurück, „oder möchtest du nach dem ersten Kind lieber wie Tante Lore aussehen?" „Hast eh recht", bekräftigt Anna, „wie Tante Lore auszusehen kann in der Tat kein Ziel sein."

Sie muss kichern, weil sie an Tantchens unvorteilhaften Badeanzug denkt, der diverse Schwarten zwar gehörig zusammenpresst, jedoch mit dem Effekt, dass die überschüssigen Pfunde seitlich wieder herausquellen.

„Also, ab mit dir vor die Wand!", befiehlt Eva, und Anna folgt ihr. „Mach mal so einen Entenpo, damit man den Bauch besser sieht", lugt Eva durch den Sucher und schießt die ersten Fotos. „Ja, gut! Und jetzt mit Hut, denn was sich reimt, ist gut – du weißt schon."

Anna schnappt sich einen viel zu kleinen Filzhut und streckt ihren Hintern fast bis zum Himmel. „Gut so?", möchte sie von Eva wissen. „Ja, perfekt! Die perfekte Schwangere mit dem perfekten Bauch und dem perfekten Hut", lobt Eva.

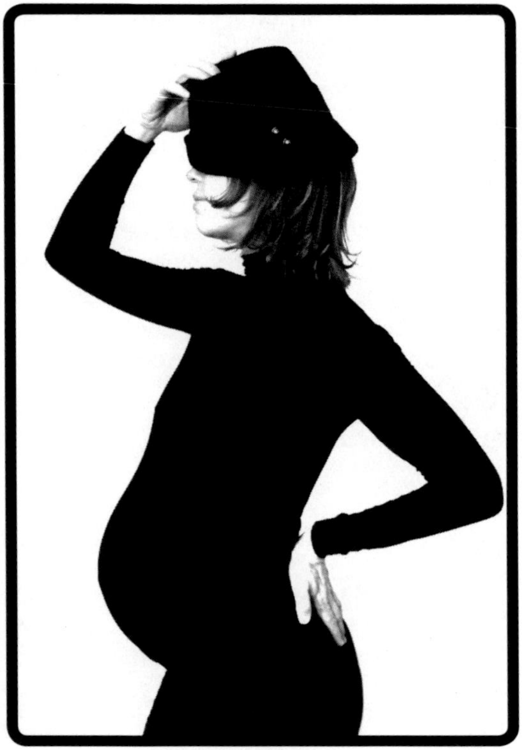

„Guck mal!“, hält sie ihrer Freundin den Kamerabildschirm vor die Nase. „Ah, gar nicht so übel“, ist Anna überrascht. „Ich sollte zumindest Bauch-Model werden.“

„Aber der ist ja nur noch ein paar Wochen da“, bemerkt Eva trocken. „Wie lange eigentlich genau?“

„Eva!“ Anna stemmt die Hände in die Hüften. „Ausgerechnet du stellst diese belämmerte Frage.“

Anna zieht ihren Rolli am Bauch nach oben und zeigt auf ihren Nabel. „Hier ist das Mikrophon. Da spricht Peter auch immer rein, wenn er mit unserem Baby reden möchte. Frag es doch, wann es rauskommt, und teile mir dann bitte bei Gelegenheit seine Antwort mit.“

„Ok, ok“, wiegelt Eva ab, „ich wusste nicht, dass du immer noch nicht weißt, wann es kommt.“

„Ich weiß es nicht, wusste es nicht und werde es nie gewusst haben, bevor es da ist“, verdreht Anna die Augen. „Wie denn auch? Du solltest dir mal Geschichten von Trudes Geburten anhören. Von wegen erratener Geburtstermin und so.“

„Trude?“, runzelt Eva die Stirn. „Ja, Trude“, sagt Anna, „meine Hebamme aus dem Yogakurs, ich hab dir doch von ihr erzählt.“ „Ach, die mit dem Hund!“, fällt es Eva wieder ein und sie denkt an Annas Kennenlernbericht mit Trude zurück.

Anna und Trude hatten sich nämlich schon vor Annas Schwangerschaft im gemeinsamen Yogakurs kennengelernt, und zwar, als sie sich im abschauenden Hund verkehrtherum erblickten und im Spiegel feststellten, dass sie beide ein Loch in der Hose hatten.

„Na, jedenfalls hat mir Trude von Anfang an ausgeredet, an irgendwelche aberwitzigen Termine zu glauben, weil sich ja nur rund vier Prozent der Babys daran halten würden. Eine schlechte Quote, findest du nicht?“

Eva nickt. „Geradezu desillusionierend schlecht“, stellt sie trocken fest.

„Also lass uns weiter abwarten und ein Tässchen Tee auf diese umwerfende Erkenntnis trinken.“ Anna schlendert in die Küche und fischt einen Kamillenteebeutel aus dem Regal. „Oder doch lieber ein Käffchen?“, zwinkert sie ihrer Freundin zu, und beide verstehen sich.

„Du nimmst aber viel Sahne!“, kriegt Eva ihre Augen nicht mehr zu, als sie Anna dabei beobachtet, wie sie dem Sahneboy ein lautes Fauchen entlockt.

„Tut meinen Nerven gut!“, antwortet Anna und genehmigt sich den ersten großen Löffel Schlagsahne. „Genial, mit Spuren von Kaffee – und wenn man sich die Torte untendrunter dazu denkt, stellt sich ganz rasch eine umfangreiche Befriedigung ein.“

„So eine Torte wäre in der Tat gar nicht so übel, oder?“, runzelt Eva die Stirn und bekommt den Gedanken an süß-klebriges Feingebäck nicht mehr aus dem Kopf.

„Vergiss es!“, schüttelt Anna den Kopf. „Wenn das Baby draußen ist, kannst du mir gerne ein Torten-Abo von Bäcker Zuckersüß schenken, aber bis dahin bleibe ich standhaft. Ich will das Kind in mir ja nicht mästen.“

„Wirklich, bist du da so streng?“, schaut Eva entgeistert.

„Naja, fast jedenfalls“, kichert Anna. „Meine tägliche Ration Bitterschokolade braucht es schon, um die Schwangerschaft stimmungsmäßig gleichbleibend flexibel ertragen zu können.“

„Bitterschoki ...“, verzieht Eva den Mund, „das ist jetzt nicht unbedingt das, worauf ich Lust hätte.“

„Räucherlachs?“, stupst Anna sie an. „Oder wie wäre es mit einer Portion Frischkäse?“

„Zum Kaffee? Du bist wirklich schwanger, Anna.“

Eva kippt sich einen Löffel Zucker in den Kaffee und versucht, den Gedanken an diverse Torten zu verdrängen. Nachher werde ich beim Zuckersüß zuschlagen, überlegt sie insgeheim und übersieht dabei, dass es schon drei Minuten vor Ladenschluss ist.

Die Freundinnen bequatschen dies und das, und ruck, zuck ist es Viertel nach acht.

„Unser Hauptfilm!“, ruft Anna, die gerade mal wieder auf dem Klo sitzt.

„Wie dreh ich das Ding gleich wieder an?“, fragt Eva.

„Unten die Stromleiste aktivieren, dann den Receiver anschalten, danach den Fernseher aktivieren“, weist Anna sie an.

„Kompliziert ist das hier bei euch", murmelt Eva, während sie den Schalter der Steckdose umlegt. „Knack", macht es, und nach einigen Sekunden ertönt eine männliche Stimme aus dem TV. „... muss die Geburt eingeleitet werden ..."

„Anna, komm schnell, eine Baby-Soap!", ruft Eva in Richtung Toilette.

„Bloß nicht", entgegnet Anna und stürmt aus dem stillen Örtchen. „Sicher wieder eine von diesen unaushaltbaren Klinikdokumentationen, in denen an Gebärenden herumexperimentiert wird und Bäuche der Reihe nach dem Skalpell zum Opfer fallen."

„Hm", bemerkt Eva und starrt in die Glotze, „so unrecht könntest du damit nicht haben. Hier wird jedenfalls gerade eine Geburt eingeleitet."

„Brrrrr", windet sich Anna wie ein Aal. „Lass uns umschalten, bitte."

„Aber wenn es doch so spannend ist", findet Eva. „Und vielleicht muss es in diesem Fall ja genau so sein", sagt sie.

„Käse", entgegnet Anna, „nix muss sein. Erratener Termin, du erinnerst dich?"

„Ach so, ja, genau", nickt Eva. „Das war das mit dem Quatsch-Datum. Aber wie kommt es dann raus, wenn es nicht rauskommt?"

„Es kommt aber raus." Anna deutet auf ihren Bauch. „Dem wird es doch auch zu eng und unbequem da drinnen. Wetten, dass es rauskommt? Komm schon, ich setze – sagen wir, 100 – nein, besser 10.000 Euro, und du wettest dagegen, in Ordnung?"

„10.000 Euro? Nur dafür, dass es irgendwann rauskommt?"

Anna nickt. „Genau. Dafür, dass es irgendwann rauskommt."

„Du bist ja bekloppt!", ruft Eva. „Klar kommt es irgendwann raus, da setz ich doch nicht meinen Bausparer drauf!"

Langsam dämmert es Eva, dass eine Wette hier offenbar keinen Sinn macht.

Betont erschöpft lässt sich Anna in die Sofakissen plumpsen.

„Haaaaaa", tönt sie und hält sich den Bauch.

„Was ‚haaaaaa'?", erschrickt Eva.

„Es turnt schon wieder und macht einen Betonbauch. Fühl mal!"

Vorsichtig tastet Eva Annas Bauch ab.

„Kannst ruhig fester reindrücken, da passiert nix“, ermutigt sie die Freundin.

„Boah, der Hammer!“, ist Eva begeistert. „Hart wie Beton!“

„Sag ich doch“, meint Anna.

„Ist das normal?“ Eva ist verunsichert.

„Ja, warum sollte das nicht normal sein? Denkst du, ich bin die einzige Frau, die harte Bäuche machen kann?“

„Hm, weiß nicht.“ Eva kratzt sich am Kopf. „Wahrscheinlich nicht. Aber sooo hart, das find ich schon fast seltsam. Warum wird das so hart?“

„Ist doch logisch: Training für den Tag X!“

„Interessant!“, findet Eva.

„Ich meine, woher sollen denn die guten Wehen kommen, wenn er vorher nie welche gemacht hat?“

„Er?“ Eva grinst. „Hast du doch einen Ultraschall machen lassen?“

„Nö“, meint Anna, „er, sie, es. Wir nennen es Wölfchen, und eigentlich ist mir völlig egal, was es wird. Was drin ist, ist drin, und was rauskommt, kommt raus!“

„Ja, dein Lieblingsspruch, ich weiß.“

„Ein guter Spruch! Der beste Spruch!“ Anna strahlt und ist sichtbar stolz auf ihren Spruch, den sie täglich rund drei Mal bei allen möglichen Gelegenheiten von sich gibt.

Eva zappt weiter und landet auf einem Shoppingkanal. Ihren Hauptfilm haben die beiden Freundinnen längst vergessen, zumal es jetzt darum geht, viel Geld zu sparen.

„... und reservieren Sie ein zusätzliches Exemplar für die Nachbarin, sonst stiehlt sie Ihnen dieses einmalige Topfset noch vom Herd! ...“

„Ich halt‘s nicht aus“, nörgelt Anna. „Wer stiehlt denn schon ein Topfset? Noch dazu ein knallorangenes, das so hässlich ist!“

„Also ich find es sehr hübsch. Mal was anderes“, entgegnet Eva. „Und für nur 49,90 hast du alles mit dabei, guck!“

„... lassen sich in dieser praktischen Größe Babybreie und andere Leckereien problemlos zubereiten ...“

„Hör doch! Das brauchst du auch!“, ruft Eva.

„Wegen der Breie?“ Anna zeigt Eva den Vogel. „Mein Babybrei kommt da raus.“ Sie deutet auf ihre Brüste.

„Und was, wenn nix kommt?“

„Willst du schon wieder wetten?“ Anna grinst.

„Ach so, lieber nicht“, grinst auch Eva, die aufs Wetten mit Anna überhaupt keine Lust mehr hat. „Sag mal, kommt Trude eigentlich zur Geburt, oder wie planst du das?“, möchte sie von Anna wissen.

„Mal sehen“, meint Anna. „Wahrscheinlich schon. Oder auch nicht. Sie hat ja immer so viel zu tun, und dann hat sie Urlaub, und ...“

„Ja, aber willst du das Kind dann womöglich ganz alleine zur Welt bringen?“ Eva ist entsetzt.

„Warum alleine? Das Kind selbst ist ja auch dabei.“ Anna streichelt ihren Bauch, und Eva versteht nicht, wie ihre Freundin dermaßen gelassen sein kann.

„Anna, jetzt überleg doch mal!“, redet sie auf Anna ein. „Wenn da was passiert!“

„Was sollte denn passieren?“

„Keine Ahnung. Irgendwas halt.“

„Meinst du, es passiert eine Geburt?“

„Ja, genau, wenn die Geburt passiert. Was dann?“

Anna lacht. „Dann haben wir den Nabelschnursalat!“

„Und was sagt Peter dazu?“, möchte Eva wissen.

„Was soll er schon sagen? Er bringt das Kind ja nicht zur Welt, sondern ich.“

„Auch wieder wahr“, überlegt Eva. „Trotzdem habe ich gedacht, dass das alles ganz genau kontrolliert gehört. Zumindest von der Hebamme. Oder von einem Arzt. Oder von beiden.“

„Jetzt hab dich mal nicht so“, erwidert Anna. „Erstens bin ich nicht krank, und zweitens leiht mir Trude sowieso ständig ihr Ohr. Sie hat mir schon so viel erklärt, dass ich inzwischen ganz einfach viel zu gut informiert bin, um ein Hosenschisser zu sein.“

„Warst du denn mal einer?“ Eva guckt neugierig.

„Na logo! Immerhin hab ich früher auch diese Babysoaps im Fernsehen angeschaut und wusste daher bereits, dass das Schwangersein und Kinderkriegen eine höchst risikohafte Angelegenheit ist."

„Scheint so", murmelt Eva. „Zumindest, wenn man sich anschaut, was bei den anderen so getrieben wird."

„Eben", nickt Anna. „Daher: Nicht mehr hinsehen, sondern den eigenen Kopf einschalten. Und vor allem das Gefühl." Anna streckt sich auf dem Sofa aus und zuckt zusammen. „Autsch!", ruft sie. „Es tritt mich schon wieder und bohrt dabei diverse Körperteile in meine Innereien."

„Klingt ja gruselig!", verzieht Eva das Gesicht.

„Ist es auch! Und du weißt nie, was es als Nächstes vorhat." Eine kräftige Beule auf Annas Bauch wandert von links nach rechts, pausiert dann kurz und bleibt in der Mitte stehen.

„Toll!", entfährt es Eva. „Was ist das für ein Teil?"

„Das ist ein Füßchen", antwortet Anna.

„Woher weißt du das so genau? Ohne Ultraschall, mein ich."

„Ganz einfach, ich fühle es. Und du kannst es auch. Leg mal deine Hand drauf!" Anna nimmt Evas Hand, und Eva zuckt zurück.

„Huch!", erschrickt sie, legt die Hand aber gleich wieder auf Annas Bauch. „Da, schon wieder! Fühlt sich so an, als ob man die Zunge durch die Wange drückt."

„Genau!", lacht Anna. „Aber eine Zunge mit der Kraft, ordentlich auszuschlagen."

„Ich hol mir mal ein Glas Wasser, magst du auch eines?" Eva steht auf und wandert in Richtung Küche.

„Ja bitte", sagt Anna, „aber ohne Blubber, sonst bekomme ich wieder Sodbrennen."

„Sodbrennen?", dreht Eva sich um. „Du bist doch keine alte Frau."

„Nö, das nicht, aber mein Magen ist derzeit etwas gequetscht und reagiert empfindlich auf diverse Einfüllungen, wenn du verstehst."

„Ah, alles klar", nickt Eva. „Hatte ich ganz vergessen."

Wenig später kommt Eva mit zwei Gläsern Wasser in der Hand zurück.

„Eva, bist du so lieb und machst mir noch fünf weiche Eier?"

„Fünf???“ Eva reißt die Augen auf. „Nicht vielleicht doch 7 oder 10 oder gleich 20?“

„Fünf passen genau, danke“, bestätigt Anna.

„Gut, fünf weiche Eier.“ Eva stellt die Gläser ab und geht erneut in die Küche.

„Nimm bitte den Eierkocher aus der unteren Lade, der ist schon auf meinen Lieblingsweichheitsgrad programmiert“, ruft Anna Eva aus dem Wohnzimmer heraus zu.

„Geht klar“, ruft Eva zurück. Sie stellt das Gerät auf, setzt fünf Eier ein und aktiviert den Zeitschalter.

„Ihr könntet ja eine Hühnerfarm aufziehen“, meint sie zu Anna, als sie mit den weichgekochten Eiern ins Wohnzimmer kommt. „Drei volle 10er Kartons habe zumindest ich nur selten im Kühlschrank auf Lager.“ Sie grinst. Auch Anna grinst, bevor sie sich gierig wie ein Eierdieb über die runde Pracht hermacht.

„Ehm, Eva, ziehst du bitte nochmal los? Das Salz fehlt.“

„Zu Befehl.“ Erneut macht sie sich auf in Richtung Küche. „Ich bin ja eh stolz, endlich einmal Peters Dienstwege erledigen zu dürfen.“

„Sehr schön formuliert, meine Liebe!“, lobt Anna.

„Hattest du immer schon so einen Hunger auf Eier?“, fragt Eva neugierig und reicht Anna den Salzstreuer.

„Nicht immer“, sagt Anna mit vollem Mund. „Aber immer öfter. Eier gehen eigentlich immer, vor allem abends. Herrlich! Und das mit der Hühnerfarm ist gar keine so schlechte Idee. Wobei mir ein paar Legehennen im Vorgarten vielleicht auch schon ausreichen würden.“

„Doof nur, wenn die dann versehentlich das Brüten anfangen.“

„In der Tat“, überlegt Anna. „Das wäre geradezu fatal! Brüten tu ich eh schon selber.“

„Also doch lieber zum Supermarkt um die Ecke“, schlägt Eva vor.

„... perfekt geeignet für Spiegeleier, Rühreier und alles, was nicht ankleben soll ...“, lobt der Fernsehverkäufer nun beschichtete Pfannen über den grünen Klee.

„Eier!“, entfährt es Anna, die gerade Ei Nummer fünf auskratzt.

„Noch eines?“, möchte Eva wissen und ist auf alles gefasst.

„Ich überlege noch“, lacht Anna. „Aber eigentlich sollten fünf Stück derzeit ausreichen.“

Einige Zeit später verabschieden sich die Freundinnen voneinander.

„Also dann bis Freitag um vier im Schwimmbad!“, winkt Anna, als sich Eva auf ihr Rad schwingt und davonsaust.

Freitag

„Los geht‘s!“, ruft Anna und stößt sich vom Beckenrand ab. Eva krault auf der Bahn neben Anna und ist bei der Wende einen Tick schneller als sie. Doch eine halbe Stunde später sind beide wieder gleichauf.

„Nicht übel!“, schnauft Eva, als sie anschlägt.

„Das macht der günstige Auftrieb mit der Kugel“, grinst Anna und zieht sich am Beckenrand hoch. Ihr Bikini passt ihr nach wie vor, und von hinten würde man ihren 8-Monats-Bauch nicht vermuten.

„Komm, lass uns noch in die Sauna gehen“, schlägt sie Eva vor.

„Darfst du das denn?“, möchte diese wissen.

„Evchen, jetzt vergiss doch mal die Warnzettel und ständigen Pseudo-Verbote. Natürlich darf ich das, wenn es mir gut tut.“

Sie schwitzen eine Runde und holen sich dann einen kalten Guss.

„Wunderbar! Genau das tut meinen Venen jetzt gut“, zischt Anna, als sie sich das eiskalte Wasser gerade von unten nach oben und von außen nach innen über den Körper spritzt.

„Brrrrr, kalt!“, hört man Eva aus der Nachbardusche, „Und so gut!“

„Sag ich doch!“, bestätigt Anna und dreht das Wasser ab.

„Und dein Wölfchen, wie findet das deine körperlichen Aktivitäten?“

„Prima! Es schwimmt mit, sauniert mit, duscht mit. Was bleibt ihm auch anderes übrig.“ Anna lacht und streichelt ihre Kugel.

„Also, dieses Kind wird später nicht wirklich viel Mitspracherecht haben, schätze ich“, lästert Eva, als sie sich den Kopf trockenrubbelt.

„Im Gegenteil“, erwidert Anna, „es hat alles Mitspracherecht der Welt. Beginnend mit seinem selbstständig gewählten Geburtstag.“

„Sag mal", erinnert sich Eva an Annas Kommentar mit den Venen, „brauchst du nicht Stützstrümpfe und so Zeugs? Sollten deine Beine nicht längst dick und geschwollen und von Besenreisern übersät sein?"

Kritisch blickt sie am Körper der Freundin entlang, kann aber weder dick geschwollene Beine noch hässliche blaue Krampfäderchen entdecken.

„Hm, hast wohl gute Gene", murmelt sie dann.

„Ja, Gene für Sport und Bewegung", sagt Anna, „ich pumpe nämlich regelmäßig alles das, was runterfließt, auch wieder rauf." Sie zieht die Zehen nach oben und lässt sie nach einer Weile wieder nach unten sinken. „Und vergiss nicht", ergänzt sie, „Yoga! Auf einem Bein zu stehen ist nicht nur eine Herausforderung für den Geist, sondern auch für den Körper – vor allem mit Kugel."

„Weise Anna", verneigt sich Eva gespielt vor der Freundin, „kläre mich bitte auf."

Anna zieht den linken Fuß an und parkt ihn an der Innenseite des rechten Oberschenkels.

„Da, guck mal!", deutet sie auf ihren rechten Fuß. „Lauter Mikrobewegungen. Das stärkt so ziemlich alles, was da unten rumsteht. Sogar mein Hallux ist besser geworden, seit ich Yoga mache. Offenbar ist das mit den schiefen Zehen auch eine unserer modernen Faulheitskrankheiten. Enge Schuhe und Socken, bequemes Fußbett, sag ich nur. Liegen ist halt auch für die Füße nicht immer das Beste."

Sie gehen zu den Föns, und weil Anna mal wieder keine Bürste dabei hat, fährt sie sich ganz einfach mit den Fingern durch die Haare. Dann beugt sie sich vornüber und fönt kreuz und quer, bis ihre dunkelblonde Mähne vollkommen chaotisch vom Kopf absteht.

„Schaust aus wie ein Besen", kritisiert Eva, die gerade dabei ist, mit dem Glätteisen Strähne für Strähne sorgsam zu bändigen.

„Kommt eh was oben drauf, Frau Friseurin", sagt Anna und setzt sich ihre graue Baseballmütze auf.

Weil Eva ganz offensichtlich noch ein Weilchen brauchen wird, macht es sich Anna auf einem der gepolsterten Hocker bequem. „Einen schönen Sportclub haben wir uns da ausgesucht, Evchen", stellt sie zufrieden fest. Eva nickt und bügelt mit Engelsgeduld eine neue Strähne.

Die Zeit vergeht. Anna blickt auf die Uhr und gähnt. „Jetzt bist du schon fast einen Kilometer lang am Glätten."

„Freitagnachmittag, stress mich nicht", kontert Eva.

„Wie du meinst“, gibt sich Anna geschlagen. „Ich würde mit der Zeit trotzdem lieber etwas Kreatives anfangen. Zum Beispiel eine Werbekampagne für meine Agentur ausdenken.“

„Ah, welche denn diesmal?“, ist Eva neugierig.

„Vielleicht eine für Schwangere – liegt ja nahe.“

Anna kramt einen Zettel aus ihrer Tasche hervor und skizziert eine Frau mit Kugelbauch.

„Text in etwa so: ‚GRATIS und sofort verfügbar: Kindeslage selber bestimmen. Verlassen Sie sich ganz auf Ihr Fingerspitzengefühl‘.“

„Versteh ich nicht“, meint Eva und ist inzwischen bei der letzten Strähne angelangt.

„Ganz einfach, du kannst die Kindslage selber ertasten ab einem gewissen Zeitpunkt.“

„Und wie?“

„Indem du sie eben ertastest“, lacht Anna.

„Wo jetzt? Von außen?“

„Zum Beispiel. Und von innen, wie du möchtest.“

„Ihhh!“, verzieht Eva das Gesicht.

„Was ist denn daran ihhh? Dort, wo sonst weiche Gebärmutter auf dich wartet, ist in der Regel der Kopf. Aber du kannst auch von außen etwas fester in den unteren Bauch drücken und den Kopf erspüren. Probier mal!“

Sie nimmt Evas Hand und führt sie zu ihrem Bauch. „So, und jetzt drück mal ziemlich fest da unten rein. Was spürst du?“

„Was Hartes“, stellt Eva fest.

„Siehst du“, lobt Anna, „bekannterweise ist aber in diesem Bereich des Bauches ansonsten kein hartes Ding, es sei denn, du hast Steine gefressen und verdaust sie gerade.“

„Dann ist es der Kindskopf?“, fragt Eva ungläubig.

„Würde ich so sagen“, nickt Anna. „Nachdem ich heute noch keine Steine gefressen habe, und gestern auch nicht, und das eigentlich noch nie gemacht habe.“

„Quatschbirne“, schnippt ihr die Freundin auf den Po.

„Autsch!“, beschwert sich Anna.

Information für werdende Mütter: Kindslage jetzt selber bestimmen!

Verlassen Sie sich auf Ihr Fingerspitzengefühl: Das Harte ist immer das Köpfchen. Es liegt zumeist unten. Sie können es von außen oder von innen (über die Scheide) ertasten.

Noch Fragen? Wenden Sie sich an Ihre **Hebamme**. Sie zeigt Ihnen auch ohne Ultraschall, in welcher Position sich Ihr Kind gerade befindet. Und wenn Sie mögen, bringt sie es auch Ihrem Partner bei.

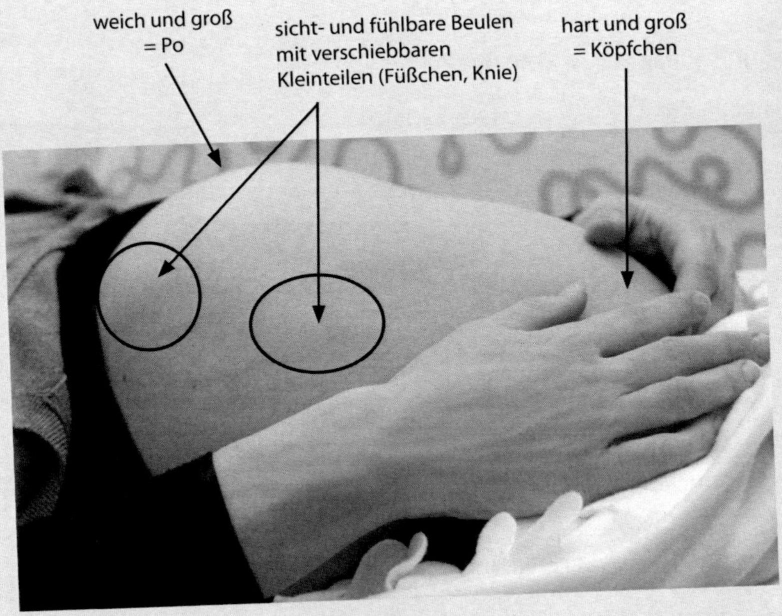

„Also, wenn du bei der Geburt auch so wehleidig bist, dann ...“

„Dann was?“, lacht Anna und schnippt zurück.

„Autsch!“

„Siehst du?“

„Bäh!“

„Selber bäh!“

Sie verlassen den Sportclub und gehen in Richtung Spielplatz. Aus der Ferne hören sie Kinderlachen. Als sie am Spielplatz vorbeigehen, flüstert Anna: „Guck mal!“

„Was denn?“ Eva versteht nicht.

„Na dort, schau mal genau hin!“

„Tu ich ja, aber ich seh immer noch nix.“

„Kinderwagen!“, präzisiert Anna ihre Entdeckung.

„Das ist doch aber absolut nichts Besonderes“, winkt Eva ab. „So etwas wirst du ja schließlich auch anschaffen, oder?“

„Ich denke nicht im Traum dran, 800 Euro in so ein sperriges Ding zu investieren!“, schüttelt Anna den Kopf.

„Und, soll es dann von Beginn an laufen, oder wie?“ Eva zieht die Augenbrauen zusammen. Anna wäre schließlich fast alles zuzutrauen.

„Na klar“, kichert Anna und beruhigt Eva umgehend, weil sie Anna deutlich den Vogel zeigt. „Und zwar an mir dran. Ich werd es tragen, ist doch viel praktischer.“

„Superpraktisch“, sagt Eva, „vor allem dann, wenn es dir aus der Hand fällt.“

„Evchen, man merkt, dass du absolut nicht im Kindermodus angekommen bist. Schon mal was von Tragetüchern gehört?“

„Ach so. Meinst du diese gestreiften Ökodinger? Wie unsexy!“ Eva verdreht die Augen.

„Na, dann wart mal ab, bis du mein Wölfchen in seinem Luxus-Tragetuch gesehen hast!“

„Was kann daran schon Luxus sein?“

„Feinstes, elastisches Gewebe, und vorne: Pure Seide! So schön, ich sag's dir. Da willst du dich gleich selber reinsetzen."

„Echt jetzt?" Eva ist überrascht. Sie kannte nämlich nur überlange, wie sie es nannte, „Ökodinger" und hatte sich schon vor Jahren fest vorgenommen, keinesfalls jemals mit so einem Teil herumlaufen zu wollen.

„Ja", fährt Anna fort, „passend zu meinem Abendkleid."

„Mach Witze!"

„Nein, überhaupt nicht. Es ist schwarz, und der Seideneinsatz ist rot-golden. Sehr edel."

„Und der Preis?", ist Eva neugierig.

„Ok, der war auch etwas edel. Aber man gönnt sich ja sonst nichts."

Eva überlegt. „Ob du dich da nicht verschätzt? Windeln und so, das kostet doch auch ganz schön viel."

„Aber nur, wenn du welche kaufst", meint Anna.

„Stehlen ist wohl keine Option", bemerkt Eva und bereitet sich innerlich auf eine neue Anna-Idee vor, die auch nicht lange auf sich warten lässt.

„Also, ich kauf keine." Anna bleibt stehen und fischt die Wasserflasche aus ihrem Rucksack.

„Und was meinst du, wie das dann funktioniert? Gehst du mit deinem Wölfchen vielleicht in den Busch?"

„Zum Beispiel." Anna verschließt die Flasche wieder. „Was für Hunde erlaubt ist, wird es für mein Wölfchen wohl auch sein. Und die Idee, dass ein Baby an frischer Luft pinkelt und kackert, ist ja nicht von mir erfunden."

„Hätte es dir aber zugetraut", sagt Eva und geht zum Spaß in die Hocke. „Lulululululu", macht sie und lacht.

„Gar nicht so übel!", sagt Anna. „Und das Wölfchen packst du dann an den Unterschenkeln und gibst ihm genau dieses Signal. Wetten, dass es macht?"

„Ich wette nicht mehr. Nicht mit dir! Irgendwann macht es bestimmt, auch ohne lulululululu. Willst du schon wieder 10.000 Euro dafür?"

„Ja, bitte! Mit dir werde ich noch reich!" Anna kriegt sich fast nicht mehr ein.

„Vergiss es“, bremst Eva die Freundin, „du brauchst das Geld doch nicht. Schließlich gibst du ja nichts aus für ...“

„Sag‘s doch: Kacke!“, beendet Anna rasch den Satz. „Und Pieselei. Immerhin pieseln Babys ja fast ständig. Da ist so eine Windel schon eine geniale Erfindung.“

„Drum versteh ich ja nicht, warum du freiwillig drauf verzichten willst.“ Eva guckt Anna an.

„Weil das Klo, der Busch, der Topf und so weiter noch viel genialere Erfindungen sind“, erklärt Anna. „Die Vorgänge werden sehr transparent, wenn an frischer Luft gepieselt wird. Und ich liebe transparente Vorgänge! Der Innenrevisor deiner Firma wäre bestimmt stolz auf dich, wenn du das Thema ‚windelfrei‘ mal in einen deiner Schulungsvorträge einbauen könntest, Evchen.“

Damit könnte Anna tatsächlich recht haben. Unter diesem Aspekt hatte Eva die körperlichen Ausscheidungen eines Säuglings nämlich noch nie betrachtet.

Etwa 3 Wochen später

Es klingelt mal wieder an Annas Tür, und Eva kommt zu Besuch.

„Nur herein, altes Haus!“, begrüßt Anna die Freundin und hält sich dabei den Bauch.

„Na, ihr beiden? Alles drin, alles dran?“

„Wie du siehst – ich bin noch fleißig am Brüten.“

Annas Bauch wackelt, und sogar durch das T-Shirt sind Beulen zu erkennen.

„Dein Wölfchen ist aber mal wieder superaktiv“, stellt Eva fest.

„In der Tat“, bestätigt Anna, „Schluckauf und Turnübungen gleichzeitig, das volle Programm.“

„So niedlich“, lächelt Eva und legt ihre Hand ganz vorsichtig auf Annas Bauch.

Als Wölfchen einen Beton-Bauch macht, zieht Anna ihr T-Shirt hoch.

„Lass uns diesen fleischgewordenen Gipsabdruck bitte rasch für die Nachwelt festhalten!“, zupft sie Eva am Ärmel, wohl wissend, dass diese stets ihre Digitalkamera eingepackt hat. „Beeil dich, Eva! Das dauert immer nur ein paar Sekunden.“

Sie eilt zum Sofa und legt sich hin. Eva kommt hinterhergebraust, die Kamera bereits im Anschlag.

„Sehr schön!“, sagt Eva, „Coole Beule. Da kann man ja wirklich ziemlich genau erkennen, wie dein Wölfchen im Bauch fertiggebacken wird.“

„Sag ich doch, voll witzig.“

„Komm, lass es uns gleich ausdrucken“, schlägt Anna vor und geht zum Computer. Eva reicht ihr die Speicherkarte, und sie fischen das beste der Betonbauchbilder heraus.

„Tsss tsss tsss tsss tsss“, müht sich der Drucker ab.

„Fein, danke dir, Evchen, das zeige ich heute Abend Peter.“

„Apropos“, hakt Eva ein, „wie bereitet sich dein Gespons eigentlich auf das bevorstehende Ereignis vor?“

„Er hat auch ein bisschen zugelegt“, kichert Anna, „und ansonsten ist ihm voll und ganz bewusst, dass er als Erzeuger seine Arbeit ziemlich gut hinbekommen hat.“

„Männer!“, sagt Eva. „Und darauf bilden sie sich dann auch noch was ein.“

„Naja, aber ohne ihn hätte ich das mit Wölfchen wohl kaum hinbekommen.“

„Sag mal“, ist Eva neugierig, „und jetzt? Läuft da noch was zwischen euch?“

„Wie?“, steht Anna auf der Leitung. „Du siehst ja, er wohnt noch hier.“

„Nee, das mein ich doch nicht. Ich meine: Macht ihr noch was miteinander, oder hast du da in der Schwangerschaft eher keinen Bock drauf?“

„Ach dieses Thema meinst du!“, kapiert Anna endlich Evas Anspielungen. „Neulich dachte ich mir: Sex? Eigentlich könnten wir mal wieder welchen haben.“

„Und?“

„Und hatten wir.“

„Und dann?“

„Und dann wieder.“

„Wieder was?“

„Na, eben wieder. Ich bin derzeit einfach unersättlich!“

„Oh, klingt aufregend!“, bemerkt Eva. „Ich vergaß außerdem deinen Nestbautrieb. Wie geht es dem eigentlich?“

„Auch da bin ich offenbar unersättlich. Seit Wochen bin ich am Räumen, Machen und Tun, und Peter meint schon, unsere Wohnung hätte bald kein Eck mehr, in dem ich mich verwirklichen könnte. Ich glaube, er macht sich ernsthafte Sorgen, was ich aushecke, sobald die Küche fertig ist."

„Und, was machst du dann?"

„Dann", überlegt Eva, „dann werde ich Fenster putzen."

„Du wendest dich also der traditionellen Hausfrauenarbeit zu?"

„Exakt. Der Werterhaltung, gewissermaßen", grinst Anna. „Zum Glück kann ich wieder putzen!", ergänzt sie ihre Überlegungen.

„Warum, hattest du es denn verlernt?", fragt Eva nach.

„Das nicht, aber nach meinem Ischiasvorfall kam ich doch nicht mal mehr vom Klo hoch. Das war richtig übel, sag ich dir."

„Genau, deine Ischiasschmerzen! Wie war das nochmal?"

„Um Weihnachten herum war ich ziemlich faul und hab ein paar Yogastunden geschwänzt. Schwimmen war ich auch nicht. Und zack: Schon war der Ischias im Arsch."

„Aber ist der nicht sowieso im Arsch?"

„Das schon, aber meiner war sowas von im Arsch."

„Erzähl!", drängt Eva.

„Ich wusste zwar, dass es einen Ischiasnerv gibt, aber nicht, wie er sich anfühlt", berichtet Anna. „Und dann, eines Tages – ich war grad auf dem Klo – kam ich nicht mehr hoch. Schmerzen, so weit die Nerven reichen."

„Übel!", entfährt es Eva.

„Und es wurde immer schlimmer!"

„Und dann?"

„Du, ich war wirklich verzweifelt. Nie hatte ich irgendwelche Schmerzen an dieser Stelle, und dann das. Nachdem auch Trudes Tipps nicht wirklich Erleichterung verschafft haben, bin ich in meiner Verzweiflung ins Internet gegangen."

„Und, hast du dort etwa die Lösung gefunden?"

„Zum Glück", atmet Anna erleichtert auf, „ein Sportwissenschaftler hat nämlich vor einiger Zeit herausgefunden, dass bei Ischiasschmerzen ein nicht gedehnter Po-Muskel auf den Ischiasnerv drückt. Und dass, wenn man diesen sogenannten Musculus piriformis dehnt, der Ischias wieder Ruhe gibt, weil nix mehr draufdrückt. Guck, das geht so."

Anna legt sich auf den Boden und stellt das linke Bein auf. Dann zieht sie den rechten Oberschenkel zu sich und greift nach ihrer Ferse.

„Und jetzt mehr als 90 Grad zu dir herziehen, das gute Teil", beschreibt sie Eva ihre Übung. „Das zwirbelt und tut so gut! Und mein Ischiasnerv war bald wieder dort, wo er hingehört: In den Tiefen des Popoversums."

„Anna, irgendwie bewundere ich dich", gibt Eva zu. „Ich glaube nämlich, fast jede andere wäre mit solchen Schmerzen am nächsten Tag zum Arzt gelaufen."

„Mag sein", sagt Anna, „aber du kennst mich ja. Ärzte waren noch nie so mein Ding. Und Wölfchen braucht auch keinen."

„Hauuuuuu!", heult Eva und lacht. „Nee, wilde Wölfe und zahme Ärzte, das geht irgendwie überhaupt nicht zusammen."

„Siehst du", klopft Anna ihrer Freundin auf die Schulter, „du verstehst das. Und der Rest der Welt wird es auch noch begreifen. Und wenn nicht, ist es mir sowas von egal."

Wie ging es weiter?

Anna schaltete ihren Sorglos-Modus auf Dauer-An und brütete, was das Zeug hielt. Sie machte nach wie vor ihr geliebtes Yoga und dachte auch mit Kugel nicht im Traum dran, auf Sauna, Schwimmbad und Co zu verzichten. In den Wochen vor der Geburt bekam sie überraschenderweise einige Heißhungerattacken. Kein Wunder, ihr Wölfchen senkte sich langsam aber sicher nach unten, und für den Magen war wieder mehr Platz. Dennoch achtete Anna darauf, sich nach „ihrer Methode" zu ernähren, und verkniff sich die eine oder andere Leckerei ganz bewusst. „Nachher dürft ihr mich gerne mästen", meinte sie zu Eva und Peter und gab Peter noch die Anweisung, für die Zeit direkt nach der Geburt einige Schokoriegel einzulagern. „Aber bitte sag mir nicht, wo du sie versteckst", kicherte sie, weil sie um ihre Schokoschwäche bestens Bescheid wusste. Ultraschall, Arztbesuch und Ähnliches ließ Anna konsequent beiseite, weil sie der Meinung war, ihr Sorglos-Modus könnte sonst ins Straucheln geraten. Außerdem ging es ihr so gut, dass sie von den meisten um ihren Zustand beneidet wurde. „Du schaust ja phantastisch aus!", bekam sie oft zu hören, und wenn sie stolz über ihr Bäuchlein strich und mit ihrem Wölfchen ins intime Zwiegespräch trat, dann fühlte sie sich Anna-hoch-zehn und ganz einfach unübertroffen weiblich.

Peter war ebenfalls leidenschaftlich schwanger. Bei jeder sich bietenden Gelegenheit erklärte er, dass das Wölfchen frei geboren werden würde. „Termin? Haben wir nicht. Anna sagt, sie lässt es erst raus, wenn es draußen warm genug ist“, meinte er zu jenen, die ihm aufdringlich kamen und unbedingt wissen wollten, wann es denn endlich so weit sei. „Deine Sache“, meinte Peter zu Annas Sorglos-Modus, denn letztlich war es ja Anna, die das gemeinsame Kind austrug, und nicht er. Außerdem hatte auch er auf „alles wird gut“ geschaltet und war sich dessen bewusst, dass mit der Zeugung die wichtigste Sache eigentlich erledigt war. Weil Anna ihren Sport so konsequent betrieb, wurde auch er wieder beweglicher – schließlich traute er sich nicht, wie eine Couch-Potatoe herumzuliegen, während Anna in den abschauenden Hund und anderswohin ging. Viel Freude bereitete es ihm, regelmäßig Wölfchens Herztöne abzuhören. Er hatte zu diesem Zweck auf Annas Geheiß hin ein hölzernes Hörrohr vom Hebammen-Versandhandel bestellt, das nun auf dem Fensterbrett im Wohnzimmer seinen fixen Platz gefunden hatte. Weil sich Anna zwar gut verbiegen konnte, mit dem Kopf aber leider nicht bis zum Bauch reichte, klopfte Peter die Herztöne für Anna meistens mit.

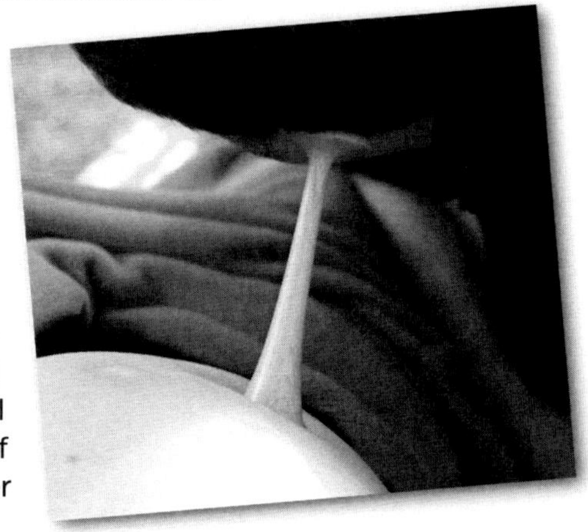

Eva kannte Anna ja bereits ewig und war deshalb nur noch selten über Anna-Dinge überrascht. In Annas Schwangerschaft lernte auch sie, wieder stärker auf sich selbst und die eigenen Gefühle zu hören, und nicht blindlings der Meinung fremder Personen zu vertrauen. Beim nächsten Seminar in ihrer Firma brachte sie doch tatsächlich das Thema „Windelfrei und Wickeln“ auf den Tisch und erntete damit jede Menge erstaunte Reaktionen. „Meine Herren“, sagte sie, zumal sie die einzige Frau im Team war, „auch wenn es für Sie schon eine Zeit lang her sein dürfte, so betrifft uns dieses Thema doch alle. Schließlich würde uns die Industrie gerne zeitlebens in Plastik verpacken, um den Gewinn zu optimieren. Wie also können wir unsere Kunden optimal einwickeln und gleichzeitig neue Ideen an frischer Luft hervorbringen, um transparente Vorgänge zu fördern?“ Annas Schwangerschaft war für Eva sogar so beflügelnd, dass sie ihren eigenen Beziehungsstatus überdachte und sich fest vornahm, innerhalb der nächsten 10 Jahre selbst Mutter zu werden. Erst aber wollte sie Anna den Vortritt lassen – allein schon deshalb, um über Geburts- und Stillgeschichten besser Bescheid zu wissen. Denn Anna war immer schon eine Pionierin gewesen, was Extravaganzen anging. Sie durfte daher aus Evas Sicht auch in diesen Belangen eine Vorreiterrolle einnehmen und Eva ihre besten Tipps dann brustwarm verraten.

Trude, die Hebamme, traf sich mit Anna unter anderem regelmäßig im Yogakurs. Dort bequatschten sie sich, und da Trude ihren weisen Hebammenrat auch abrechnen können sollte, bekam sie einen offiziellen Betreuungsauftrag von Anna. Weil Trude Anna ja schon ganz gut kannte, erspürte sie auch sehr gut, welchen Zuspruch sich Anna von ihr wünschte. Dieser bestand meist darin, gesagt zu bekommen, dass alles wunderbar sei und Anna das beste Wölfchen der Welt in sich trug. Was sonst hätte Anna hören wollen! „Interne“ Untersuchungen gab es bei Trude genauso wenig wie technische Spielereien, und da Trude fast das gleiche Hörrohr hatte wie Peter, kam Anna auch bei Trude in den Genuss der mitgeklopften Herztöne. Für die Geburt vereinbarten Anna und Trude, dass Anna sich melden würde, wenn sie Trude brauchte. So hatten weder Anna noch Trude Stress, und Trude bereitete Anna gleichzeitig gezielt auf eine selbstständige Geburt vor. Sie gab ihr einige Geburts-Mantras mit auf den Weg und sorgte darüber hinaus dafür, Annas Selbstbewusstsein ins nahezu Unermessliche zu steigern. So wurde aus Anna eine wahrhaftige Gebärlöwin. Trude und Anna, das war in der Tat ein „Dream-Team“!

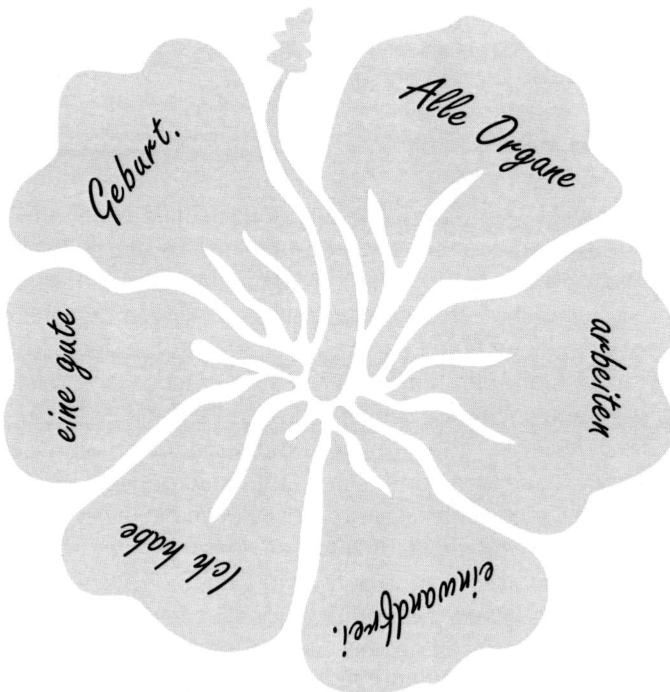

Notiere dir dein eigenes Geburts-Mantra!

Annas Umgebung und ihre neuen Seiten

Doch Anna hatte nicht nur ihre starken Seiten. Während sie meist von allen für ihre offensichtliche Erhabenheit über alle Unklarheiten bewundert wurde, gab es Tage, an denen sie geradezu jämmerlich einknickte.

„Schaffe ich das überhaupt?“, fragte sie sich dann. Vor allem, wenn wieder einmal superdämliche Fragen der Umgebung auf sie einströmten und sich das Bild der komplett abhängigen Schwangeren auch bis zu Anna vordrängte.

Zu Annas meistverachteten Lieblingsfragen zählte nach der „Wann kommt es denn?“- die „Was wird es denn?“-Frage, gefolgt von der „Hast du es dir nicht sagen lassen?“-Frage.

Nein, Anna hatte sich nichts sagen lassen, schon gar nicht von fremden Personen.

Vielmehr stellte sie sich voll und ganz auf ihr inneres Gefühl ein. Und zwar so sehr, dass sie in symbiotischer Zweisamkeit gemeinsam mit Wölfchen völlig neue Seiten an sich entdeckte. So gesehen verhalf ihr die mit teils klaustrophober Engstirnigkeit verbundene gesellschaftliche Erwartungshaltung an eine durchorganisierte und durchkontrollierte Schwangerschaft sogar dazu, sich ganz bewusst davon zu entkoppeln und einen völlig anderen Weg einzuschlagen.

Anna machte sich bereit für das Ur-Erlebnis schlechthin, und je weiter ihre Schwangerschaft voranschritt, desto bewusster wurde sie sich ihrer eigenwilligen Entscheidungen.

Dazu gehörte:

- ein eigenes Schwangerschaftstagebuch zu führen, in das nur sie Einblick hatte,
- keine internen Untersuchungen zuzulassen,
- ebenso keine Ultraschallbewertungen zu erlauben,
- infolgedessen auf unnötige Arztbesuche zu verzichten,
- vielmehr in Hebamme Trude ihre allererste Vertrauenspartnerin zu finden,
- und Peter zu einem mündigen Vater in spe auszubilden.

Denn natürlich war auch Peter anfangs der „klassischen“ Erwartungshaltung an eine „moderne“ Schwangere ausgesetzt und hatte sich bereits traditionelle Bücher bestellt, die ihn glauben ließen, das vollständig durchleuchtete weibliche Wesen sei der Weisheit letzter Schluss.

Aber Peter kam bald selber drauf, dass eben jene Aspekte an Anna, die ihn immer magisch angezogen hatten, nun offenbar fast vollständig verdrängt werden sollten.

Denn was war mit Annas geheimnisvoller Seite, wenn sie nun strichcodekonform als durchsichtiger Backofen für das erste gemeinsame Kind herhalten sollte? Gab es da noch etwas zu entdecken oder würde der matschige Einheitsbrei vorgegebener Durchschnittswerte am Ende nicht nur Unsicherheiten, sondern auch gewaltige Langeweile streuen?

Nein, dieser Weg war auch Peter suspekt, und so begab er sich gemeinsam mit Anna auf eine Reise ins Ungewisse – wohl wissend, an der schöpferischen Magie neuen Lebens beteiligt gewesen zu sein und nun bedingungslos zu dem zu stehen, was folgen möge. „Wir werden uns der neuen Aufgabe stellen“, sagte er zu Anna und war sich bewusst, nicht zu wissen, worin die neue Aufgabe genau bestand. Aber das war das, was Peter „Leben“ nannte.

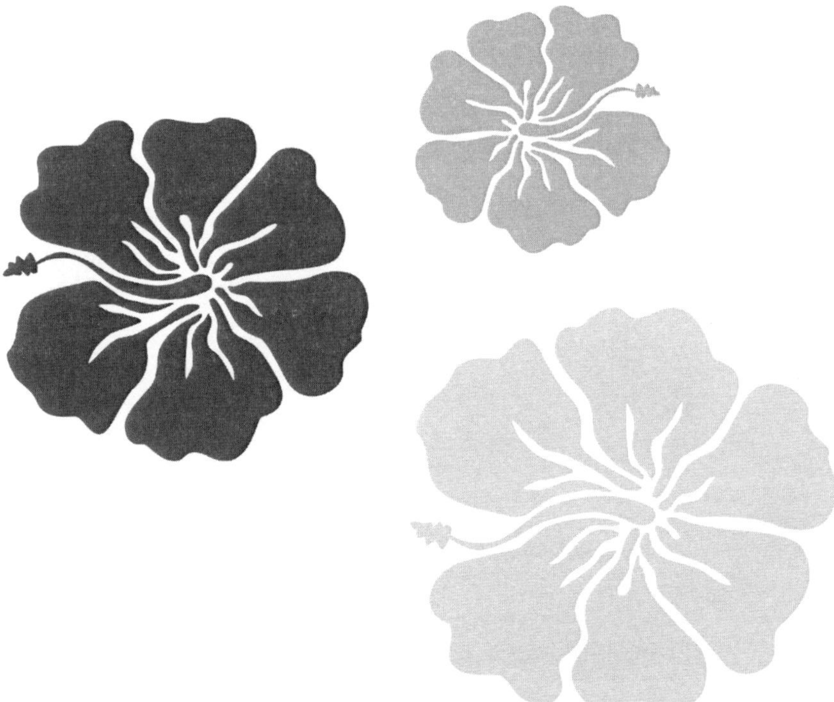

Welche neuen Seiten hast du an dir entdeckt, seit du schwanger bist?

Was lässt du zu – und was kannst du dir überhaupt nicht vorstellen?

Annas Brief an ihr ungeborenes Kind

Eines Nachts wachte Anna auf. Sie blickte auf die Uhr: 2 Uhr und 27 Minuten. Die Mädchen der Nachbarinnen waren soeben heimgekommen und hatten mit ihren spitzen Stöckelschuhen klackernde Geräusche von sich gegeben. Mit leisem Kichern verabschiedeten sie sich voneinander in die Stille der Nacht – und Anna war auf einmal hellwach.

Wie meistens um diese Zeit musste sie dringend auf die Toilette, denn Wölfchens Übungswehen animierten Annas Blase zu einer sofortigen Dringlichkeitsmeldung. Als sie das erledigt hatte, legte sie sich zurück ins Bett. Und konnte trotzdem nicht einschlafen.

Sie streichelte ihren Bauch, und Wölfchen schmiegte sich prompt an sie. Mit den Fingerspitzen erfühlte sie durch die Bauchdecke Wölfchens Herzschlag, was ihr – je nach Wölfchens Lage – erstaunlich gut gelang. Dammdamm, dammdamm, dammdamm, ... das kleine Herzchen sprudelte über vor Lebensenergie! Unendlich viele Gedanken rasten durch Annas Gehirn, und sie nahm sich vor, zumindest einige davon für die Zukunft zu konservieren.

Aus der Ablage oberhalb ihres Bettes fischte sie ein Blatt Papier und einen alten Bleistift. Dann nahm sie die Zeitschrift, die sie vorgestern durchgeblättert hatte, als Unterlage, und begann, an ihr ungeborenes Kind zu schreiben ...

Geliebtes Wölfchen!

Nun trage ich Dich schon so lange in mir, und unsere Ent-Bindung liegt in greifbarer Nähe. Wie wirst Du Dich aus mir lösen, was wird Dich in der kalten äußeren Welt erwarten? Für Dich ist es ein noch größerer Schritt als für mich, und ich frage mich jeden Tag, ob Du erahnen kannst, dass Deine stille Festung schon bald mit aller Macht abgerissen werden wird. Werde ich Dir eine gute Geburt ermöglichen können? Werde ich Dir eine gute Mutter sein? Noch sind wir miteinander verwachsen, und keiner kann erahnen, wann dieser Zustand in den nächsten übergehen wird. Doch eines möchte ich Dir jetzt schon sagen: Ich habe Dich stets getragen und werde es auch weiterhin tun. Ich habe Dich stets genährt und werde es auch weiterhin tun. Ich werde auf Dich warten, auf Dich hören, Dich verstehen und dann gemeinsam mit Dir gehen.

Deine Anna – Deine Mama

Schreibe auch du, wenn du dich danach fühlst, einen Brief an dein ungeborenes Kind.

Annas äußere und innere Veränderungen

In Annas Familie hatten Schwangerschaft und Geburt nie einen sonderlich hohen Stellenwert genossen, und auch Peters anfängliches Wissen darüber war höchst lückenhaft. Was beiderseits gut wie schlecht war, denn so bestand zumindest die Chance, sich bewusst eine eigene Meinung zu bilden und gemeinsam mit Wölfchen Schritt für Schritt ganz spezielle Erfahrungen zu sammeln.

Zu Beginn von Annas Schwangerschaft waren noch keine äußerlichen Anzeichen erkennbar, die auf ihren veränderten Zustand hinzudeuten vermochten. Und dennoch bemerkten sowohl Anna als auch Peter diverse fein abgestufte „Körper-Adaptionen".

So hatte sich zum Beispiel Annas Geruchssinn stark ausgebildet und ließ sie regelmäßig ein „Das hier geht gar nicht" oder ein „Hm, lecker!" von sich geben. Dinge, die Anna bislang gar nicht wahrgenommen hatte, gerieten nun in ihren Fokus und verschlangen ihre Aufmerksamkeit. Dazu gehörten beispielsweise diverse scharfe Putzmittel, die sie Peter komplett entsorgen ließ. Auch ihre Zahnpasta konnte Anna nicht mehr ertragen, und nachdem sie morgens einige Male beim Zähneputzen würgend Magensäure erbrochen hatte, stellte sie ihre Mundpflege auf ein ihr wohltuendes Produkt um.

Schon bald passte sich Annas Körper fühlbar der Schwangerschaft an: Ihre Füße nahmen etwas mehr Raum ein, ihre Brust wurde empfindlicher und – wie sie es nannte – im Gebälk krachte es. Ihre Knorpel wurden spürbar weicher, und nicht selten wachte Anna vom Schmerz eines umgeknickten Ohres auf – wie schräg!

Anna wunderte sich darüber, dass offenbar schon viele Monate vor der Geburt alles in ihr und an ihr in Habachtstellung stand und sich auf das tatsächlich unabwendbare Ereignis vorbereitete.

Nach und nach bemerkte sie, wie sich ihr Blutfluss verstärkte, die Adern etwas stärker hervortraten und ihre Gesichtszüge milder wurden. Anna wurde ruhiger und gleichzeitig unglaublich produktiv. Sie entwickelte einen geradezu unbändigen Ehrgeiz, alles sortiert und renoviert haben zu wollen, und führte so auch Peter an die Grenzen seiner freiwilligen Belastbarkeit als Co-Innenarchitekt.

Nach und nach passte sich auch Annas äußerer Körper der veränderten Situation an: Ihre Gebärmutter begann, dem neuen Leben in ihr deutlich mehr Raum zu geben, und die Bauchmuskeln drifteten auseinander. Weil Anna bei guter Kraft war und ihren Sport zu ihrem Gefallen weiter betrieb, blieb sie für andere noch etliche Zeit eine „frisch Schwangere“, wenngleich sich ihre Schwangerschaft schon in einem fortgeschrittenen Zustand befand.

Einschränkungen verspürte Anna keine. Im Gegenteil! Sie fühlte sich wie auf Wolke sieben und genoss es, als – wie sie es nannte – „Aufzuchtstation für ein neues Menschenkind“ zu fungieren. Als solche fühlte sie sich für Wölfchen in höchstem Maße verantwortlich, noch mehr aber für sich selbst. Anna war felsenfest davon überzeugt, dass, wenn sie sich wohlfühlte, auch ihr Wölfchen mit seiner Behausung zufrieden war. Und sie spürte tief in sich, dass ihr eigenes Urvertrauen zu ihrem Kind durchdrang und anschließend als grundlegend befriedigendes Gefühl wieder bei ihr ankam.

Wölfchen und sie, das war schlichtweg die genialste Symbiose der Welt! Das perfekte Band, weit über Plazenta- und Nabelschnurversorgung hinaus.

Immer weiter drangen beide ineinander vor und verwuchsen bedingungslos mit- und ineinander. Die Zeit verging wie im Flug, und ehe Anna es sich versah, trug sie ihr Wölfchen im Kugelbauch vor sich her.

Was Anna immer schon klar war, wurde nun zur permanenten Gewissheit: Dass es in ihr irgendwann zu eng werden würde für ihr nach Größe strebendes Baby.

Die Geburt stand schon bald unmittelbar bevor, und obwohl sich Anna bereits seit Monaten darauf eingestellt hatte, ihr Wölfchen zu gebären, überraschte sie gerade dieses zu 100 Prozent erwartbare Ereignis immer wieder aufs Neue.

Doch was tat Wölfchen, um sich zu Wort zu melden und den Abschiedsschmerz zu erleichtern?

Vielleicht hatte Anna ihr Baby in seiner Kompetenz unterschätzt, denn natürlich war auch Wölfchen bewusst, dass sein kuschelig eng werdendes, feuchtes Nest kein dauerhafter Platz für immer sein würde. Es bereitete sich daher, genau wie Anna, seit Tag 1 gleichzeitig auch auf den letzten Tag in Anna vor ...

Wie hat sich dein Körper verändert, seit du schwanger bist?

Was magst du besonders gerne an deinem schwangeren Zustand?

Die gemeinsame „Geburtsvorbereitung" aus Babys Sicht

Wölfchen bestellte bei Annas Körper diverse Adaptionen à la carte und wurde so ebenfalls zum Innenarchitekten.

Dazu gehörte, das Gewebe innerhalb der Gebärmutter schön weich und anschmiegsam zu halten, sodass sich Wölfchen als Kleinstbaby im Zellteilungsstadium gut verankern konnte. Denn schließlich wollte es nicht bei der nächstbesten Möglichkeit wieder ausgeschwemmt werden!

Als die Sache mit dem erfolgreichen Einwachsen dann im Kasten war, bildete Wölfchen erstmal gründlich sein Nervensystem aus. Praktischerweise genau zu der Zeit, als Anna einen unbändigen Appetit auf frisches Grünzeug verspürte und zur Schildkröte mutierte.

Als Wölfchens Lebenssinne zunehmend Gestalt annahmen, wurde es immer aufmerksamer, was seine Umgebung anging. Es purzelte munter in Annas Feuchtraum umher und begann schon recht früh damit, seine Fähigkeiten als „Säugemensch" zu trainieren. Was bot sich daher Besseres an, als den eigenen Daumen als Trainingspartner zu entdecken! Lutschen, lutschen, lutschen – das war Wölfchens tägliches Programm, und es trainierte leidenschaftlich. Dazwischen verschlief es den größten Teil des Tages und auch der Nacht, damit es in Ruhe weiter wachsen konnte.

Mit der Zeit kamen das Schluckauf-Haben und das Ins-Fruchtwasser-Pieseln dazu. Letzteres wurde praktischerweise in regelmäßigen Abständen von Annas Körper erneuert und über ihren Urin ausgeschieden. Gut, dass Anna ausreichend Wasser trank und auch ihren Salzhaushalt in Ordnung hielt, denn Wölfchens Einzug bedeutete für Annas Körper unter anderem, für einen stärkeren Blutfluss sorgen zu müssen und mehr Salz zu benötigen.

Auch das Hören war für Wölfchen hochinteressant, wenngleich es von lauten Furzen seiner Mutter manchmal unsanft aus dem Schlaf geholt wurde. Nicht nur die blähenden Nebengeräusche, sondern auch die Stimme seiner Mutter erkannte es schon bald, und es war auch in der Lage, ihre Launen und Stimmungen herauszuhören, wenngleich sich unter Wasser alles etwas eigenwillig und vernudelt anhörte und mit einer bequemen Verzögerung zu Wölfchen vordrang.

Aus Wölfchens „zarten Flügelschlägen eines Schmetterlings" (wie Anna es bezeichnete) wurden zunehmend starke Tritte, und auch die Aktionen der ungeborenen Ärmchen konnten von kraulpieksigen bis hin zu krabbelkäferartigen Gefühlen alles Mögliche in Anna auslösen. An seinen

Fingerchen ließ sich der Dauertaucher zunehmend schärfer werdende Krallen stehen – auch, um die Möglichkeit zu haben, einst seine Fruchtblase selber aufritzen und die Geburt beginnen zu können.

Wölfchens Bewegungsdrang war wahrhaftig nicht zu bändigen, und lediglich während seiner Schlafenszeiten gab es wirkliche Ruhephasen. Ergänzt wurden diese durch Zwangspausen, wenn Annas harter Bauch oder besser gesagt ihre harte Gebärmutter das Baby geradezu „einfror“ und in einem von außen immer lustiger anzuschauenden Gipsmodell-Abdruck starr werden ließ. Anna und Peter versuchten zwar immer wieder, diese Abdrücke als Foto festzuhalten, aber so recht wollte es nicht gelingen. Zumal die Starrheit nur einige Sekunden andauerte und meist abendlich bei schlechtem Licht erfolgte, wenn es sich Anna und Peter vor dem Fernseher gemütlich gemacht und die Kamera mal wieder nicht bei der Hand hatten. Wie froh Anna war, dass sie zumindest mit Eva ein Mal das Glück hatte, dieses etwas skurrile Schauspiel abzufotografieren und es so für die Ewigkeit zu konservieren.

Hier ist Platz für deine eigenen Foto-Versuche:

Wölfchens Starre konnte übrigens verschiedene Ursachen haben. Sei es, weil Anna ihren Bauch spaßhaft kniff und so eine Reaktion des Babys herbeiführte, oder weil eine überraschend starke anderweitige Bauchberührung Wölfchen dazu veranlasste, seine „Schotten dicht zu machen", um sich gegen mögliche äußere Eindringlinge wirkungsvoll zur Wehr zu setzen. Meistens aber passierte es, wenn das wichtigste Geburtsorgan – die Gebärmutter – mal wieder schlicht und einfach trainierte.

Später in Annas Schwangerschaft wurde die Befristung von Wölfchens Mietvertrag unübersehbar. Auch Wölfchen selbst machte es nun nicht mehr ganz so viel Spaß, Kickboxen zu üben, denn es war überall umgeben von Begrenzungen und Enge. Seine Käseschmiere sorgte wie immer dafür, dass es, wo es nur ging, abglitschte, auch an der als Spielzeug so beliebten Nabelschnur.

Seit Wochen schon hatte Annas Baby seine Parkposition kopfabwärts erreicht und wartete nun auf den sagenhaften Tag X, an dem es hieß: Ausziehen!

Doch irgendetwas sagte ihm, dass dieser Tag noch nicht gekommen war. Also übte sich Wölfchen, genau wie seine Mutter, in Geduld, wuchs noch ein bisschen, machte bisweilen die Nacht zum Tag und genoss es, von Annas Bewegungen sanft hin- und hergeschaukelt zu werden.

Wieder, und wieder, und immer wieder – bis es einschlief und von einem Meer voller Liebe träumte ...

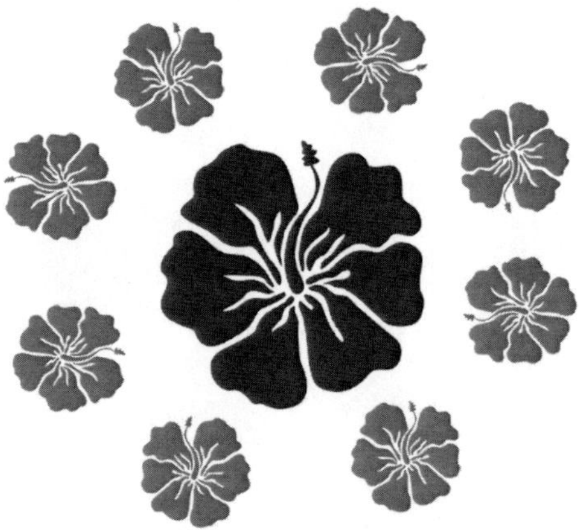

Was fühlt dein Baby in deinem Bauch?

1000 Fragen zur Schwangerschaft, oder mehr

Nein, Annas schwangere Fragen waren das nicht, sondern die der anderen.

Und mit der Zeit wurde Anna eine professionelle Fragenbeantworterin, die sich auf gewisse neugierige Dinge eingestellt hatte und das jeweils fertige Produkt aus ihrem Antwort-Köcher hervorzog.

Frage: „Wann kommt es denn?"

Annas Antwort a: „Wenn es fertig ist."

Annas Antwort b: „Das weiß keiner."

Deine Antwort:

____

____

____

Frage: „Wann ist denn dein Termin?"

Annas Antwort a: „Ich habe keinen" (Machte meistens weitere Diskussion erforderlich.)

Annas Antwort b: „Das kann man nie wissen." (Hinterließ meist Ratlosigkeit am anderen Ende.)

Annas Antwort c (für besonders schlaue Köpfe): „Rein statistisch gesehen halten sich nur rund vier Prozent der Kinder daran, es macht also keinen Sinn, sich darauf einzustellen." (Verursachte eine gewisse Verständnisbereitschaft, wenngleich häufig ein nachhakendes „Aber ungefähr muss man es doch wissen" kam. Zum Thema „ungefähr" erklärte Anna gerne, dass sich der Fragende irgendeinen Tag aus einem mehrwöchigen Geburtszeitraum ausdenken dürfe.)

Deine Antwort:

____

____

____

Frage: „Was wird es denn?"

Annas globale Antwort: „Ein Menschenkind."

Deine Antwort:

Frage: „Hast du es dir denn nicht sagen lassen?"

Annas globale Antwort: „Nein."

Deine Antwort:

Frage: „Was sagen denn die Leute, die sich auskennen – Ärzte und so?"

Annas globale Antwort: „Ich kenne mich hier am besten aus."

Deine Antwort:

Frage: „Wo gehst du denn hin zur Geburt?"

Annas globale Antwort: „Ich bleibe zu Hause."

Deine Antwort:

Finde auch du deine persönlichen Antworten auf Fragen, die dir als Schwangere fast täglich begegnen.

Frage:

Antwort:

Frage:

Antwort:

Frage:

Antwort:

Frage:

Antwort:

Frage:

Antwort:

Annas (Nicht-)Anschaffungen vor der Geburt

Anna hatte sich vorgenommen, Anschaffungen genauso ökonomisch zu tätigen wie ihr Körper und unnötigen Ballast zu vermeiden.

Daher strich sie unter anderem folgende Dinge von ihrer Einkaufsliste:

- Babywaage (Ob das Baby gedeihen würde, würde man unschwer erkennen können, und die normale Personenwaage sollte ausreichen, um eine ungefähre Ahnung zu bekommen.)
- Plastikwindeln (Anna grauste sich davor und wollte viel lieber transparente Vorgänge beobachten; außerdem war sie geizig und wollte das eingesparte Piesel- und Kackigeld lieber anderweitig verwenden.) sowie eine sturzgefährliche Wickelkommode
- Muttermilch-Ersatznahrung (Warum minderwertige, getrocknete Kuhmilch-Derivate kaufen, wenn ihr Körper die bestmögliche Milch gratis selber herstellen konnte?)
- Extra-Bett für das Baby (Das war zu umständlich, wenn Anna nachts stillen wollte; außerdem in ihren Augen menschenfeindlich, da das Baby die Nähe und Nestwärme seiner Mutter aus dem Bauch heraus gewohnt war und nun bestimmt nicht alleine schlafen wollte.)
- Schnuller (Es gab ja auch zwei angewachsene Daumen, und vielleicht hatte Wölfchen nicht einmal Bedarf an denen, sondern wollte lieber das nahrhafte „Original" beschnullern.)
- Ganzkörper-Strampler (Womöglich war der noch unten zugenäht. Wo, wenn nicht in der Hose, sollten dann die Piesler landen?)
- Kinderwagen (Der war teuer, unpraktisch und aus Annas Sicht außerdem für das Baby gefährlich, wenn er zum Beispiel umkippte oder unbemerkt vor ein Auto rollte.)
- die von manchen Schwangeren in den Himmel gelobten Stützstrümpfe (Anna wollte lieber ihr körpereigenes Stützkorsett stärken.)
- Umstandsmode (Anna hatte nicht vor, umständlich kompliziert zu werden, was ihre Kleidung anging.)
- Still-BHs (Annas Katzenbrüste konnten so groß ja gar nicht werden – wobei sie gerade da eines Besseren belehrt wurde und zumindest in der Hochstillzeit brustunterstützende Hemdchen zu schätzen lernte, die gleichzeitig verhinderten, dass sie sich vollkommen entblättern musste und mit halbnacktem Bauch dasaß.)

Folgende Dinge besorgte Anna jedoch vor der Geburt, um nachher keinen Stress zu haben:

- Tragetuch (elastisch, für den besseren Tragekomfort; sie nahm noch ein zweites, falls das eine mal gewaschen werden wollte.)
- Babykleidung, vorzugsweise Zweiteiler zum leichteren Pieseln (Sie ersteigerte eine große Kiste davon im Internet und war froh, dass die Sachen bereits einige Wäschen hinter sich hatten.)
- Lammfell (Sie selbst liebte es, auf Wolle zu schlafen, und wo sonst könnte sich ein Wölfchen wohler fühlen als auf einem Lammfell.)
- Babydecke für den heimeligen Babyschlaf (Von der als Pucksack zu verwendenden Decke erhoffte sich Anna eine beruhigende Begrenzung ihres Babys; die Babydecke würde sie außerdem sowohl nachts als auch untertags zum Einwickeln und temporären Ablegen ihres Kindes brauchen.)
- Herausfallschutz für die lange Seite ihres Bettes (Wölfchen würde neben ihr schlafen, und damit es nicht hinauskullern konnte, sorgte Anna auf ganzer Länge vor.)
- Brustwarzensalbe aus reinem Lanolin, die man vor dem Stillen nicht abwaschen muss (Hebamme Trude hatte ihr dazu geraten, und dieser Tipp stellte sich zur Vorbeugung wunder Brustwarzen im Nachhinein als goldrichtig heraus.)
- Mullwindeltücher in größerer Anzahl (Sie konnten übersehene Piesler auffangen und trockneten rasch an der Luft.)
- für darüber: 2 Wollwalk-Überhosen mit Klettverschluss (Eine konnte nach Piesel- und Kackiunfällen gewaschen werden, und auch die Babyschale im Auto blieb trocken, ebenso wie das Sofa, die restliche Kleidung und alles weitere, wo sich Wölfchen aufhalten würde. Aus Erfahrungsberichten wusste Anna, dass auch „windelfreie" Babys gerne mal Zeiten des beliebigen Dahinpieselns haben, in denen ohne Schutz alles rundherum nass werden würde.)

Für die Zeit der Schwangerschaft gönnte sich Anna außerdem:

- Huhn und Gemüse für die Wochenbettsuppe (Sie übte das Rezept bereits vorab recht häufig, auch Peter tat dies, um die Tricks und Kniffe dann parat zu haben, wenn es im Wochenbett wirklich drauf ankam.)
- fein duftendes Öl für ihren strammer werdenden Bauch (Das Massieren tat ihr gut und hielt die Haut elastisch, vor allem nach dem Schwimmen im auslaugenden Chlorwasser.)

- Fußcreme (Anna stand auf Fuß(reflexzonen)massagen, die eine Freundin von ihr so wunderbar durchführte.)
- jede Menge Bewegung und Gymnastik (Allein schon wegen Annas Ischiasproblem, aber auch wegen ihrer Eitelkeit, den hübschen Körper von früher baldmöglichst wieder zurückhaben zu wollen.)
- ausreichend guten Zuspruch von Leuten, die sie (zumindest ansatzweise) verstanden und in ihrer Haltung unterstützten (Trude war ganz vorne mit dabei, neben ihr Peter und zunehmend auch Eva, als sie ihre Anfangsscheu über Annas selbstbestimmte Schwangerschaft und die geplante freie Geburt überwunden hatte.)

Mache auch du deine Liste unbedingt nötiger und absolut unnötiger Dinge! (Aus heutiger Sicht, und sei offen für Revisionen ...)

Nötig:

Unnötig:

Das liebe Zwicken und Zwacken

Dass Annas Ischias einige Zeit lang üble Beschwerden verursachte, ist ja bereits hinlänglich bekannt. Doch auch anderweitige Wehwehchen stellten sich ein, die Anna mehr oder minder in ihr „Sagenhaft-schwanger"-Gefühl integrierte und als Begleitumstände ihres Daseins als „Aufzuchtstation" akzeptierte. Das Gefühl jedoch, meist verstopft zu sein, gefiel ihr zu keiner Zeit der Schwangerschaft. Wenn sie nicht vergaß, trank sie daher auf nüchternen Magen eine ordentliche Portion lauwarmes Leitungswasser und gab ihrem Darm somit den Auftrag, sich bzw. seinen Inhalt in Bewegung zu versetzen. Trude hatte ihr außerdem den Tipp gegeben, das Wasser mit frischem Zitronensaft anzureichern und so die Peristaltik des Darmes zusätzlich herauszufordern, ganz abgesehen von der schützenden Kraft der Zitrone, was Viren und andere Nichtsnutze angeht.

Mit zunehmendem Bauchumfang waren Annas Bequem-Positionen sowohl im Liegen, Sitzen als auch im Stehen geringfügig eingeschränkt. Für sich selbst fand sie heraus, dass längeres Sitzen am besten im halben Lotussitz funktionierte (der bei ihr auch den Effekt hatte, dass die Beine gut durchblutet wurden und ihr auf den Ischiasnerv drückender Pomuskel gedehnt wurde), und dass Stehen am besten in Form eines Spaziergangs zu bewältigen war. Anna war nie eine große Steherin gewesen, und wenn, dann bewegte sie heimlich ihre Zehen oder wippte diskret auf und ab. Das Liegen funktionierte je nach Wölfchens Lage zunehmend nicht mehr auf dem Bauch, sondern eher seitlich recht gut. Damit ihr Bauch angenehm gestützt war, knüllte sie sich zum Einschlafen einen Teil der Bettdecke unter den Bauch und hinderte ihn so vor dem Abrutschen.

Weil Anna ein Freigeist war und nun ihren Körper schon mit Wölfchen zu teilen hatte, gab es – zumindest was die nächtliche Bettruhe anging – nach und nach keinen Platz mehr für Peter. Anna wälzte sich bisweilen, wenn Wölfchen sich wälzte, sie musste nachts einige Male aufs Klo und genoss es in vollen Zügen, das Bett endlich für sich allein bzw. zu zweit zu haben. Zwar probierten es die beiden noch einige Zeit halbherzig nebeneinander, aber schon bald sollte es Peter zu bunt werden. Er durfte daher mit dem Wohnzimmer den schönsten Raum der Wohnung besiedeln und das dortige Sofa eingehend auf seine Schlaftauglichkeit hin testen.

Übrigens, vorweggenommen: Diese Schlafteilung behielten Anna und Peter auch nach der Geburt bei, zumal es hier durch häufigere Still- und Töpfchenpausen zu nächtlichen Aktivitäten kam, die Peter gewiss nicht gefallen hätten. Viel wichtiger aber war Anna, von Peter in der ihr zur Verfügung stehenden Restschlafzeit nicht auch noch durch Geräusche, Ausdünstungen oder Bewegungen gestört zu werden. Annas Ammengehör hatte sich bereits in der Schwangerschaft ausgebildet, ihr Geruchssinn war, wie bereits erwähnt, sensibilisiert, und so reichte bereits eine schwitzende Fliege, um ihr den nächtlichen Schlaf zu rauben. Vom schwitzenden Peter ganz zu schweigen.

Wo zwickt und zwackt es bei dir?

Der liebe Sex (allein und zu zweit)

Dass etwas Großes bei der Geburt rauskommen würde, war Anna irgendwie klar. Etwas sehr Großes. Und schon seit längerem überlegte sie hin und her, warum in Pornofilmen die Größe des männlichen Geschlechts so sehr thematisiert wurde. Passierte es gar deshalb, weil sich beim Sex letztlich irgendwie auch alles um das Thema „Geburt“ drehte und Männer durchaus zeigen wollten, sich davor nicht zu schrecken?

Nachdem Peter aus dem Schlafzimmer so gut wie ausgezogen war, nützte Anna einige nächtliche Stunden auch für ihre körperliche Solo-Geburtsvorbereitung und dachte sich: „So ein Orgasmus muss himmlisch sein für das kleine Geschöpf! Gewalkt und durchvibriert zu werden fühlt sich bestimmt phantastisch an.“

Wie recht sie doch hatte! Denn Wölfchen genoss Annas Lustwandeleien in vollen Zügen und lächelte stets zufrieden in sich hinein, wenn es mal wieder dazu kam ...

Auch dann, wenn Peter zu Besuch war und er mit seinen speziellen Weichmachern den Muttermund einseifte. „Wie gut doch alles aufeinander abgestimmt ist, sogar hier“, dachte sich Anna befriedigt, zumal sie ihren Körper aufgrund der verstärkten Durchblutung nun noch intensiver spürte als all die Jahre zuvor.

Dieses Spüren konnte jedoch auch befremdliche Züge annehmen, wenn Anna nämlich nach einem ausführlichen Duett mit Peter wie ein Cowboy vom Pferd stieg und vor lauter Schwellung zwischen den Beinen nicht mehr gerade laufen konnte.

Anna und Peter versuchten erst gar nicht, sich ein Lachen zu verkneifen, und legten ihre körperlichen Aktivitäten bewusst auf abendliche Stunden, damit sich Anna über Nacht wieder regenerieren konnte.

Wie hat sich dein / euer Sex verändert, seit du schwanger bist?

Schwangere Gedanken von Ammenmärchen bis Zucker

Ammenmärchen: Du wirst als Schwangere mit etlichen Ammenmärchen zu tun haben, darunter zum Beispiel jenes, dass Kinder an einem bestimmten *„Geburtstermin"* zur Welt kommen. Oder jenes, dass ein Spitzbauch einen Jungen beherberge oder man das Geschlecht des Kindes an der Gesichtsform der Mutter erkennen könne. Was auch immer dir an angeblichen Weisheiten begegnet: Bilde dir deine eigene Meinung und lass dich durch Ammenmärchen nicht aus der Ruhe bringen. Wenn dein Kind dann auf der Welt ist, kannst du bequem feststellen, welches der Ammenmärchen der Wahrheit entsprochen hat und welches nicht.

Bauchmuskeln: Wenn du deine Bauchmuskeln schon vor der Schwangerschaft betätigt hast, so werden sie dir auch beim wachsenden Umfang deiner Leibesmitte gute Dienste erweisen. Es ist nämlich nicht nötig, dass du als Schwangere einen ungeformten Sack vor dich herträgst. Vielmehr kannst du bis zum Schluss deine Bauchmuskeln betätigen und so dein Baby sanft massieren. Starke Bauchmuskeln und ein gut trainierter Bauch helfen dir außerdem dabei, Schwangerschaftsstreifen in Grenzen zu halten oder sogar gänzlich zu vermeiden, denn das durch die Muskeln gestützte Gewebe leiert nicht so stark aus wie ein Bauch, der eventuell sogar sehr flach, aber untrainiert ist. Auch im hochschwangeren Zustand kannst du deine Bauchmuskeln gezielt zu dir heranziehen und sie anschließend wieder sanft nach vorne entlassen. Probiere aus, was sich gut anfühlt und was angenehm ist, denn naturgemäß weichen die geraden Bauchmuskeln in der Schwangerschaft auseinander, um deinem Kind Platz zu machen.

Beckenendlage: Wenn dein Kind mit dem Po (Steiß) oder den Füßen voran kommt, so handelt es sich hierbei um eine reguläre und somit gebährfähige Längslage. Lass dich in diesem Fall nicht verunsichern oder gar mit einer Kaiserschnitt-Drohung bedrängen, sondern suche dir Unterstützer, die dich ganz einfach (am besten im Vierfüßlerstand) machen lassen, ohne sich zwischen dich und dein Kind zu drängen. Manchmal drehen sich Kinder auch kurz vor der Geburt von der Schädel- in die Steißlage oder auch andersherum. Solange die Geburt gut (und mit den dafür notwendigen Pausen!) voranschreitet, kann dein Kind aller Voraussicht nach natürlich geboren werden.

Bewegung: Regelmäßiges Spazierengehen an frischer Luft steht bereits auf deiner Tagesordnung? Sehr gut! Bewege dich, wann immer es geht, und zwar in einem für dich passenden Maß. Vielleicht findest du (mit zunehmendem Bauchumfang) das Schwimmen oder Wassergymnastik besonders angenehm, weil es deine Gelenke entlastet. Eventuell magst du auch Yoga machen und mittels den hier stattfindenden Atem- und Dehnungsübungen ganz tief in dich hineinspüren. Tu das, was gut für dich ist! Dein Baby liebt es, seine Mama in Bewegung zu erleben, denn dann ist nicht nur die Sauerstoffversorgung noch besser, sondern es wird auch herrlich durchgeschaukelt. In seinem nassen Zuhause werden Mamas Aktionen für das Ungeborene mild abgefedert. Da ist es kein Wunder, dass sich Babys genau an dieses Gefühl allzu gerne erinnern und auch nach der Geburt am liebsten von Mama (oder Papa) herumgetragen werden wollen. Zum Beispiel in einem fein anschmiegsamen Tragetuch, das gleichzeitig freie Hände für die/den TrägerIn schafft, Mamas Bauch stützt und die stolze Zeit der Schwangerschaft rein äußerlich noch ein bisschen verlängert.

Dammriss/Dammschnitt: Wenn die Verbindung zwischen Scheide und After reißt oder eingeschnitten wird, spricht man von einem Dammriss bzw. Dammschnitt. Oberflächliche Abschürfungen oder sogenannte Dammrisse ersten Grades können bei natürlichen Geburten vorkommen, verheilen aber meist gut ohne Naht. Wenn allerdings der Scheidenschließmuskel gerissen ist, muss unbedingt – zumindest mit einem großen Stich (vgl. hierzu den entsprechenden Artikel zur Nahttechnik von Anna Rockel-Loenhoff in „Die Hebamme", Ausgabe 2012/3, S. 187–190) – genäht werden, weil sonst unter anderem Einbußen im sexuellen Erleben drohen. Bei einem vom Geburtshelfer absichtlich gesetzten Dammschnitt ist jedenfalls eine Versorgung und Reparatur der Wunde erforderlich. Besser, du lässt erst gar keinen Dammschnitt zu! Sprich mit deinen Geburtshelfern rechtzeitig darüber, dass du unverletzt gebären und die dafür notwendige Zeit und Ruhe bekommen möchtest. „Power-Pressen" und Anfeuern sind eher kontraproduktiv, und „prophylaktische" Dammschnitte sollten – rein fachlich gesehen – längst der Vergangenheit angehören, denn durch die Schwangerschaftshormone ist das mütterliche Gewebe sehr weit dehnbar. Gut also, wenn du das Thema „intakter Damm" auf der Liste deiner Geburtsvorbereitungen hast und bereits im Vorfeld ganz klar (am besten schriftlich) deine Wünsche artikulierst. Außerdem kannst du den Ehrgeiz deiner Hebamme wecken. Denn sie weiß: Am besten geht es dir und deinem Damm nach der Geburt, wenn er unversehrt geblieben ist.

Ernährung: siehe *Kohlehydrate*

Folsäure: Sie ist in der Frühschwangerschaft wichtig (erste zwölf Schwangerschaftswochen) für Wachstum und Zellteilung. Folsäure ist in Tablettenform erhältlich, aber selbstverständlich auch über die Nahrung (z.B. enthalten in Blattsalaten, Eiern oder Lachs).

Füße: Deine Füße und Beine stehen in der Schwangerschaft wachsenden Herausforderungen gegenüber, achte daher besonders gut auf sie! Dein Körpergewicht wird sich erhöhen, der Blutfluss sich verstärken, und besonders für die Durchblutung deiner Beine heißt das: Hochleistungssport. Leg die Beine hoch, so oft es geht, und gönne ihnen regelmäßige Fußgymnastik.

Zum Beispiel, indem du von den Zehen auf die Fersen wippst und diese Bewegung einige Minuten (etwa dann, wenn du am Schreibtisch sitzt) wiederholst. Aber auch Wechselduschen machen deine Venen flott, und wenn dir das eiskalte Wasser über dem Knie zu viel ist, dann überwinde dich, zumindest die Unterschenkel wann immer sich die Gelegenheit dafür bietet damit „abzuschrecken“. Hast du die Möglichkeit, von jemandem angenehme Fußreflexzonenmassagen zu bekommen, so genieße diese in vollen Zügen. Sie kann sich nicht nur positiv auf deine Füße und das Lymphsystem, sondern auch auf deine Verdauung oder das Immunsystem auswirken. Stützstrümpfe sollten nach Möglichkeit nicht zur Gewohnheit werden, denn sie machen müde Beine überdies auch noch faul, und irgendwo über dem Stützstrumpf staut es sich möglicherweise dann doch. Es spricht aber wohl nichts dagegen, dass du dir an voraussichtlich anstrengenden Tagen, an denen du z.B. viel stehen musst, mit guten Stützstrümpfen das Leben erleichterst. Verzichte auch in Stützstrümpfen nicht auf deine Bein- und Fußgymnastik!

Geburt und Hausgeburt: Finde heraus, wo du dein Baby zur Welt bringen möchtest. Im geschützten Zuhause, wo du die Schlüsselvollmacht hast und über den Zutritt fremder Personen entscheiden kannst, gibt es auch die Möglichkeit hebammengestützter Geburtsbegleitung, so du dir diese wünschst. Auch dein Partner kann eine wertvolle Stütze sein. Er kann dich in deinem Vorhaben, eine Privatgeburt zu planen, jedoch auch behindern. Sollte dies der Fall sein, so sprich ihn offen auf deine Gefühle an und mach ihm klar, dass nur du das Kind zur Welt bringen wirst, keiner sonst. Öfters schon hat es sich bewährt, den Partner mit einer kompetenten Hebamme kurzzuschließen, denn nach einschlägiger Aufklärung über den Ablauf einer geplanten Hausgeburt sind diffuse Ängste meist verflogen und Männer werden die größten Hausgeburtsverfechter der Welt. Solltest du dein Vorhaben, zu Hause gebären zu wollen, an die große Glocke hängen wollen, so brauchst du vermutlich ein besonders starkes Rückgrat. Mannigfaltig sind diverse Vorurteile, und zu wenige Frauen bekommen ihr Kind derzeit daheim, als dass die Hausgeburt als der seit jeher praktizierte Normalfall akzeptiert werden würde. Überlege daher gut, wem du von deiner privaten Geburtsplanung erzählen möchtest, und wen du etwa mit dem Satz „Ich möchte über meine Geburtsplanung nicht sprechen, weil mir dieses Vorhaben sehr intim erscheint.“ vertröstest.

Geburtstermin: Um es kurz zu machen: Es gibt ihn nicht. Jedoch ist das beliebte Ratespiel um den rechnerisch oder mittels Ultraschall festgelegten Geburtstermin aus unserer heutigen Gesellschaft kaum noch wegzudenken. Du wirst dich vermutlich rechtfertigen müssen, wenn du sagst: „Ich habe gar keinen Geburtstermin.“ Vertröste die Leute mit unverbindlichen Auskünften. Denn wer weiß schon, wann sich dein Kind dafür entscheiden wird, seine kuschelige Höhle zu verlassen? Sei stolz und dankbar, wenn es reif geboren werden möchte, und lass dich nicht mit stressigen Terminen zukleistern.

Geruchssinn und Geschmackssinn: Du bist zur echten Spürnase geworden? Kein Wunder in der Schwangerschaft! Allein schon zur Sicherheit bietet dir dein Körper diese Zusatzleistung völlig kostenfrei an, denn so kannst du noch genauer erschnüffeln, was dir guttut und wovon du lieber die Finger lässt. Vielleicht von Lebensmitteln oder anderen Stoffen, die du nun so gar nicht mehr riechen kannst. Oder es kommen dir sogar bestimmte Personen bzw. deren Ausdünstungen nasemäßig seltsam vor; alles das ist für Schwangere völlig normal. Diese Fähigkeit wirst du in der Stillzeit weiter behalten bzw. ausbauen, und gemeinsam mit deinem veränderten und empfindsamer gewordenen Geschmackssinn kannst du andere in Erstaunen versetzen. Sei stolz auf deine Fähigkeiten und vertraue deinem Körper, wenn er zu manchen Dingen in der Schwangerschaft (und danach) ganz einfach „Nein" sagt.

Geschwisterkind(er): Aufregend ist es für Geschwisterkinder, Mamas veränderlichen Zustand während der Schwangerschaft mitzubekommen. Sei ehrlich, wenn du beschreibst, wie du dich gerade fühlst, auch wenn vielleicht dabei herauskommt, dass du gerade hundemüde bist und deine Ruhe haben möchtest. Durch das Betasten und vorsichtige Streicheln deines Bauches haben auch Geschwister die Chance, frühzeitig mit dem Baby Kontakt aufzunehmen und es in das Familienleben zu integrieren. Erkläre außerdem, dass auch das Ungeborene schon Ohren hat, mit denen es Geräusche von außen wahrnehmen kann, wenngleich sich diese wie durch ein Wasserbad verzerrt anhören. Vielleicht hast du dir ein hölzernes Hörrohr beschafft (Bezug z.B. über den Hebammen-Versandhandel) oder von der Hebamme ausgeliehen, mit dem ihr versucht, den Herzschlag des Babys abzuhören. Und selbst, wenn nur Mamas Darmgeräusche auszumachen sind: Ein Spaß ist es allemal, auf Erkundungstour ins Innere des Körpers zu gehen! Und das ganz und gar nicht-invasiv, ohne Ultraschall und bequem zu Hause am Sofa liegend.

Gynäkologe/in: Es gibt sie in Hülle und Fülle, und viel wahrscheinlicher, als das Schild einer Hebamme(npraxis) zu finden, ist es, in gleicher Zeit über ein Mehrfaches an GynäkologInnen zu stolpern. Frage dich am besten schon vor Eintritt der Schwangerschaft, ob du gynäkologische Untersuchungen in Anspruch nehmen möchtest oder nicht. Allzu schnell kann die ehemals frohe Hoffnung in Risikodenken umschlagen, und eigentlich unnötige, wenn nicht sogar das Ungeborene gefährdende Untersuchungen (z.B. in Form von Fruchtwasseruntersuchungen, die mittels Nadelstich durch die Bauchdecke erfolgen) werden dir angeraten. Fühlst du dich von „deinem" bzw. „deiner" Gynäkologen/in gut betreut, so ist dies eine feine Sache. Aber ganz ehrlich: Wie viele Geburten hattet ihr schon zusammen? Auch der Arzt des Vertrauens kann sich im Laufe der Schwangerschaft und/oder Geburt als Fehlgriff herausstellen, und daher gilt das, was für die Hebammensuche gilt, ebenso für die Inanspruchnahme ärztlicher Hilfe: Vertraue deinem Instinkt und traue dir gegebenenfalls einen (späten) Arztwechsel zu, wenn die Chemie zwischen euch nicht (mehr) stimmt. Für eine Geburt braucht es in der Regel keinen Arzt, außer Mutter und/oder Kind sind ernsthaft erkrankt oder benötigen aus anderen Gründen medizinische Hilfe. In diesem Falle gilt es, sich seine(n) Arzt/Ärztin des Vertrauens sehr sorgfältig auszuwählen. Werden im Verlauf der Schwangerschaft bzw. bei der Geburt Eingriffe geplant oder empfohlen, so hat es sich bewährt, wenn die Zeit dafür ausreichend ist, immer nachzufragen, ob die entsprechende Intervention wirklich unumgänglich ist oder ob es vielleicht auch Alternativen gibt. Eine Mutter darf jeden empfohlenen Eingriff ablehnen. Ohne mütterliche Zustimmung darf der Arzt/die Ärztin nichts tun!

Harter Bauch: Schon Monate vor der eigentlichen Geburt macht sich dein Körper daran, den Geburtsvorgang zu trainieren. So gehört zum Beispiel ein (zunehmend stärker spürbarer) harter Bauch dazu, der etwa durch Kindesbewegungen oder deine eigenen Bewegungen ausgelöst werden kann. Je größer dein Kind wird, desto besser wirst du es spüren können und auch den harten Bauch wahrnehmen. Er entsteht durch Muskelkontraktionen der Gebärmutter, wobei sich die Gebärmutter dann wirklich „hart wie Beton" anfühlen kann. Je nachdem, wie dick die weiche Körperschicht über deiner Gebärmutter ist, kannst du auch von außen die Kindslage relativ gut erkennen bzw. ertasten. Wie ein Kipferl kuschelt sich dein Kind an deine Seite, oder es wölbt sich unter dem Nabel hervor. Streichle es und motiviere es, sich dir entgegenzurecken. Das Kuscheln mit dem Baby beginnt so schon lange Zeit vor der Geburt, wie du feststellen wirst.

Hebamme: Vertraue deinem Instinkt, wenn es darum geht, die passende Geburtsbegleiterin auszuwählen! Mit dem Suchen und Finden kannst du übrigens schon vor Eintritt einer Schwangerschaft beginnen. Hebammen sind ausgebildete Spezialistinnen für Frauenangelegenheiten, nur leider haben sie dieser Tage keine große Öffentlichkeitswirksamkeit. Was so viel bedeutet wie: Wie finde ich eigentlich eine Hebamme? Selten durch große Schilder an der Hebammenpraxis, eher durch Internetsuche oder einschlägige Empfehlungen von Freundinnen und Bekannten. Was aber für die eine Frau die perfekte Ergänzung in Sachen Schwangerschaft und Geburt war, muss für die andere noch lange nicht gut sein. Wenn du also spürst, dass du dich in Gegenwart deiner Hebamme eingeengt oder gar bevormundet fühlst, dann traue dir zu, erneut auf die Suche zu gehen – egal, wie weit die Schwangerschaft bereits fortgeschritten ist. Natürlich ist eine Hebamme keine Grundvoraussetzung für eine glückliche Schwangerschaft und Geburt, aber sie als kompetente Vertrauensperson im Hintergrund zu wissen, kann erleichternd sein. Vor allem dann, wenn du eine Hausgeburt planst und womöglich eine ganz besondere Beziehung zu deiner Hebamme aufbaust.

Hilfe im Haushalt: Kümmere dich rechtzeitig, also schon während der Schwangerschaft, um Personen, die dich nach der Geburt in Haushaltsdingen entlasten können. Seien es Familie, Freunde oder bezahlte Helfer (in diesem Fall bei der Krankenkasse nachfragen, welche Kosten eventuell erstattet werden): Alles das will organisiert werden, und von alleine passiert in der Regel nichts. Die Zeit mit dem Baby wird eine anstrengende sein, und du solltest jedenfalls genügend Schlaf bekommen, damit sich dein Körper regenerieren und auch ausreichend Milch für das Kind produzieren kann. Scheue dich nicht davor, Hilfe auch wirklich anzunehmen, wenn sie dir angeboten wird. Auf der Beliebtheitsskala ganz oben stehen weniger jene Leute, die sich freiwillig bereiterklären, mit dem gefütterten, gewickelten und schlafenden Baby eine halbe Stunde spazieren zu gehen, sondern eher solche, die den Staubsauger bedienen können, leckeres Essen verzehrfertig zu dir nach Hause bringen und dir somit satte Ruhepausen verschaffen.

Infektionen: Vermeide Infektionen deiner Scheide, indem du z.B. auf zucker- und stärkehaltige Nahrungsmittel weitgehend verzichtest (siehe auch *Kohlehydrate*) und keine übertriebene Intim-Hygiene betreibst. Wenn du dich ausgeglichen ernährst, reichlich bewegst und mit dir im Einklang bist, sollten dir Infektionen nichts anhaben können. Böserweise können sie im schlimmsten Fall eine Frühgeburt auslösen. Es gibt für dich die Möglichkeit, mittels eines speziellen Untersuchungshandschuhs unabhängig von ärztlicher Kontrolle deinen Scheiden-pH-Wert in der Schwangerschaft zu kontrollieren. Normalerweise spürst du aber auch ohne Hilfsmittel, ob sich deine Scheide „angenehm" anfühlt und im Gleichgewicht ist. Sie sollte weder jucken noch brennen, sondern durch ganz normal duftenden Scheidenschleim diverse Erreger hinaustransportieren bzw. gar nicht erst aufsteigen lassen. Lass dich gegebenenfalls von deiner Hebamme (oder deiner/m Frauenarzt/ärztin) zu diesem speziellen Thema beraten. Am besten, ohne dabei vaginal untersucht zu werden (siehe auch *Scheide*).

Ischiasbeschwerden: Vor rund 30 Jahren fand Dr. Helmut Aigelsreiter die Ursache für (die meisten) Ischiasbeschwerden heraus und konnte seine Theorie durch den Grazer Anatomieprofessor Dr. Friedrich Anderhuber bestätigen lassen: Verdickt sich nämlich der sogenannte Piriformis-Muskel, so drückt dieser unweigerlich auf den Ischiasnerv und löst dort üble Schmerzen aus. Eine rasche und effiziente Abhilfe verschafft hier die richtige Muskeldehnung, denn dadurch wird der Piriformis-Muskel wieder länger, und die Ischias-Quetschung ist Geschichte. Die Piriformis-Dehnung kann zum Beispiel ganz bequem im Liegen erfolgen (z.B. im Bett vor dem Aufstehen und vor dem Einschlafen oder aber auf dem Sofa). Ist der Ischiasnerv auf der rechten Seite lästig, so legst du dich hin, stellst das linke Bein auf und schnappst dir die rechte Ferse, die du auf den linken Oberschenkel legst. Ziehe deine Ferse nun nach und nach etwas weiter vorsichtig zu dir heran (bzw. lass dir von einem sensiblen Menschen dabei helfen). Diese Dehnung hältst du für rund eine halbe Minute, legst dann eine Pause ein und wiederholst sie abermals. Führe die Übung mehrmals täglich aus. Sollte der Piriformis-Muskel schuld an deinem Ischiasleiden gewesen sein, wirst du schon innerhalb weniger Tage eine deutliche Besserung verspüren. (Lesenswert und mit etlichen weiteren Tipps gespickt: „7 Aigelsreiter“, Verlag Dr. Helmut Aigelsreiter)

Kaiserschnitt: Um keinen zu bekommen, kannst du rechtzeitig einige Vorkehrungen dagegen treffen. Umgib dich etwa mit jenen Leuten, die dich bedingungslos in deiner ganz speziellen Schwangerschaftsreise unterstützen, und meide Personen, die üble Dinge „vorausahnen“ oder ungewollte Ratschläge verteilen. Sollte dir jemand fachlich Bewandertes einen späteren Kaiserschnitt prophezeien wollen, so hole in jedem Fall eine (ärztliche) Zweit- oder Drittmeinung ein. Suche dir außerdem rechtzeitig eine vertrauenswürdige Hebamme und frag ihr Löcher in den Bauch! Deine Hebamme weiß um die Kraft der Frau und jene der natürlichen Geburt, sie kann dir Ängste nehmen und dich freudig auf das einstimmen, was kommen wird: Und das ist zweifelsohne die Geburt deines Kindes.

Kalzium: Kalzium wirst du brauchen, um deine Muskeln ansteuern zu können. Achte daher auf eine ausreichende Kalzium-Versorgung während der Schwangerschaft und vergiss nicht, dass auch die Gebärmutter ein großer und immer größer werdender Muskel ist, der bei der Geburt Kalzium verbraucht. Kalzium kannst du (höher dosiert) in Form von Kalziumtabletten oder -pulver zu dir nehmen, es ist aber z.B. auch in normalem (ungefiltertem) Trinkwasser sowie Käse- und Milchpräparaten vorhanden.

Kohlehydrate: Inzwischen hat es sich weitläufig herumgesprochen, dass Kohlehydrate bestens dazu geeignet sind, uns Menschen zu mästen, wenn wir sie in unadäquater Form zu uns nehmen. Das bedeutet, dass du prinzipiell alles das essen kannst, was du an Energie auch wieder freisetzt. Entsteht jedoch ein Ungleichgewicht (z.B. durch Bewegungsarmut oder/und übertriebene Nährstoffzufuhr), so wird sich dies voraussichtlich auch auf dein ungeborenes Kind auswirken. Achte daher speziell auf deine Kohlehydratzufuhr in der Schwangerschaft und vermeide unnötige Dickmacher – vor allem in den Wochen vor der Geburt, wo dein Baby nochmals ordentlich an Größe und Gewicht zulegt und sich bei ungeeigneter Nahrungsmittelzufuhr auf Dauer-Miete in deinem Bauchraum einstellen könnte. Denn wozu sollte es seine Geburt auslösen, wenn die Nährstoffversorgung allzu überschwänglich ist und es sich mit Zuckerpampe aus der Nabelschnur so wunderbar faulenzen lässt? Kohlehydrate findest du nicht nur in gezuckerten Nahrungsmitteln (Schokolade, süße Säfte etc.), sondern auch in Form von (Weiß-) Brot, Nudeln, Reis, Mais oder anderen stärkehaltigen Produkten. Iss stattdessen etwa Nüsse, Salat, eiweißhaltige Produkte (Eier, Fisch, Fleisch, Käse) oder Obst, und vergiss nicht, ausreichend (ungesüßte Getränke) zu trinken. Wasser ist wunderbar geeignet, um deinen Durst zu stillen. Denk daran, dass (Schwangerschafts-)Tees auch unerwünschte Substanzen enthalten können.

Krankheit: Eine Schwangerschaft ist bekanntlich keine Krankheit, aber es steht dir jederzeit zu, auf deinen veränderten Umstand hinzuweisen und Rücksichtnahme darauf einzufordern. Durch ausreichend Schlaf, Erholung und für dich geeignete Ernährung sowie viel Bewegung (am besten an frischer Luft) kannst du außerdem diverse Krankheitserreger besser abwehren und sie nicht an dein ungeborenes Kind heranlassen.

Mamasein: Rosarote Babyalben, kitschige Kinderzimmermöblierung und zuckersüßfreundliche Verkäuferinnen in der Babyabteilung: Alles das sollte nicht darüber hinwegtäuschen, dass das Mamasein eigentlich Schwerstarbeit ist. Der 24-stündige Präsenzdienst am Kind spielt jedoch nicht in allen Aufklärungssendungen und -büchern eine (große) Rolle, denn wer möchte schon gesagt bekommen, dass ein Baby seine Mama tags und nachts permanent braucht und in den ersten Monaten lediglich basale körperliche Grundfunktionen alleine erledigen kann? Stelle dich also am besten schon in der Schwangerschaft auf eine anstrengende Zeit mit dem Baby ein und versuche unbedingt, unverletzt zu gebären. Denn je besser die Geburt verläuft, desto erfreulichere Hormone werden dich auch in der Zeit danach tragen und stützen.

Müdigkeit: Wenn dich – zum Beispiel im ersten Schwangerschaftsdrittel – bleierne Müdigkeit überkommt und du nicht mehr weißt, wie du die Augen offen halten sollst, dann such dir ein gutes Schlafplätzchen und schlafe. Vermeide anstrengende Autofahrten oder Termine und schaffe dir Möglichkeiten, wirklich gut abschalten zu können. Dein Körper vollbringt in der Schwangerschaft permanent Glanzleistungen, und dafür möchte er sich manches Mal spezielle Ruhepausen gönnen. Komme diesem Verlangen nach! Du wirst es genießen, ausreichend Schlaf zu konsumieren. Auch im Hinblick darauf, dass die Zeit nach der Geburt von vielen Schlafunterbrechungen und einer ständig erforderlichen Präsenz deinerseits geprägt sein wird.

Natürliche Geburt: Eine verletzungsfreie natürliche Geburt ist sowohl für die Mutter als auch aus Sicht des Kindes erstrebenswert. Bestehe daher auf dein Recht, natürlich zu gebären, und setze alles daran, dieses Recht in die Tat umzusetzen! Unschöne menschliche Erfindungen wie Dammschnitt oder Kaiserschnitt können dein Frausein lebenslang negativ beeinträchtigen, aber solche Eingriffe müssen in der Regel gar nicht sein. Dein Frauenkörper ist nämlich dafür geschaffen worden, Leben zu schenken, auch wenn einige Zweifler dies in Frage stellen. Betrachte dich im Spiegel und betaste dich an allen Stellen. Wie perfekt du doch bist! Hormone und körperliche Veränderungen während der Schwangerschaft werden dir helfen, die Geburtswege optimal auf die Geburt vorzubereiten und dich auch in deiner Empfindsamkeit vollkommen in einen „Geburtsmodus“ zu versetzen. (Eventuell interessiert dich hierzu auch das Buch „Lass es raus!“)

Orgasmus: Der Orgasmus ist nicht nur eine feine Sache, er trainiert auch deinen großen Gebärmuttermuskel auf unvergleichliche Art und Weise. Schauderhaft gut dürfte es sich für dein ungeborenes Kind anfühlen, wenn himmelhochjauchzende Vibrationen es erreichen und Mamas Körper sich danach so herrlich entspannt. Gönn dir Orgasmen, wann immer dir danach ist. Ob allein oder zu zweit, entscheidest du. In der Schwangerschaft wirst du eventuell eine Veränderung deiner Sexualität sowie deiner Vorlieben dafür feststellen. Sei neugierig und gib dich deiner Lust hin! Koste deine vollkommene Weiblichkeit voll aus und genieße dein ganz spezielles Ich-Sein. Und falls du zu erotischen Helfern greifen möchtest: Nur zu! Sie müssen erst gar nicht als geburtsvorbereitende „Dehnungshilfen" getarnt sein, um Spaß zu machen.

Prostaglandine: Prostaglandine kann dein Körper selbst herstellen, was nicht nur für die Geburt und geburtsauslösende Mechanismen von Bedeutung zu sein scheint. Zucker- und stärkehaltige Produkte sind jedoch offenbar in der Lage, diesen Herstellungsprozess zu behindern, was letztlich dazu führen kann, dass der Startschuss zur Geburt nicht erfolgt. Verzichte daher vor allem in den letzten Wochen vor der Geburt auf Zuckrig-Süßes und die reichhaltige Aufnahme von Kohlehydraten, damit es deinem Kind leichter fällt, in einem guten Körpergleichgewicht Geburtsvorbereitungen zu treffen. Übrigens finden sich besonders viele Prostaglandine im männlichen Sperma. Wenn du also diese Art von Muttermund-Weichmacher für dich nützen willst, dann sorge für regelmäßigen Nachschub (und lasse deinen Partner wissen, dass er auf diese angenehme Art und Weise wirkungsvolle, weil gewebeweichmachende Geburtshilfe leisten kann).

Rizinus: Vielleicht hast auch du schon einmal von einer Methode gehört, die Geburt „anzukurbeln", zum Beispiel mittels eines „Rizinus-Cocktails". Doch Finger weg von Rizinus und dem auch unter dem Namen „Hebammen-Cocktail" getarnten Trunk, der Rizinus-Öl beinhaltet! Rizinus kann eine Notfallgeburt bei dir auslösen und ist in der Lage, dein Kind und dich zu gefährden. Grundsätzlich ist kein wie auch immer geartetes Einleitungsexperiment dazu geeignet, den spontanen Geburtsbeginn zu ersetzen. Verlasse dich daher auf deinen Körper und den deines Babys.

Salz: Eine ausreichende Zufuhr von Salz in der Schwangerschaft ist wichtig, um das vermehrte mütterliche Blutvolumen ausreichend mit Nährstoffen und Sauerstoff versorgen zu können und somit auch eine bestmögliche Plazentaversorgung sicherzustellen. Keinesfalls zu empfehlen ist daher eine „salzarme Kost", denn hierdurch kann die Bildung von Wassereinlagerungen im Gewebe (sog. „Ödeme") gefördert werden. Gefürchtete Komplikationen wie Bluthochdruck, Gestose oder das HELLP-Syndrom können offenbar durch eine ausreichende Salzzufuhr vermieden bzw., falls sie bereits bestehen, gelindert werden.

Scheide: Im Laufe der Schwangerschaft wirst du verschiedene Veränderungen deiner Scheide feststellen, zum Beispiel was die vermehrte Schleimabsonderung oder verstärkte Durchblutung angeht. Was den Scheidenschleim betrifft, so hilft er, gefährliche Erreger am Aufsteigen in Richtung Gebärmutter zu hindern. Er riecht neutral und hat nichts mit infektionsbedingtem „Ausfluss" zu tun. Später, wenn es auf die Geburt zugeht, wird der Scheidenschleim eine ideale Rutschbahn für dein Kind darstellen, die dich in Kombination mit Fruchtwasser und Käseschmiere des Kindes vor Verletzungen bewahren und dir eine flüssige „Kindesausscheidung" ermöglichen kann. Freue dich daher über ausreichend Scheidenschleim!

Schlaf: Gegen Schlafmangel gibt es nur ein Rezept: Schlafen! Dein nach der Geburt zu erwartender Schlafmangel wird sich daher nur in akzeptablem Maß bewegen, wenn du dir selber ausreichend lange Erholungsphasen gönnst und auf manche altbewährte Dinge (z.B. den Fernsehabend nach 20 Uhr) verzichtest, um vor-auszuschlafen. Gewöhne dir nach Möglichkeit an, dann zu schlafen, wenn auch dein Baby schläft, denn wenn es wach ist, braucht es deine Aufmerksamkeit. Besonders üble Kombinationen sind mütterlicher Schlafmangel mit gleichzeitiger mütterlicher Erkrankung (z.B. Virusinfektion), und insbesondere dann könntest du auf Hilfe im Haushalt angewiesen sein. Speziell, wenn größere Geschwisterkinder versorgt werden müssen und gewisse Routinetätigkeiten wie die Abholung vom Kindergarten zur täglichen Herausforderung werden. Eventuell bietet sich hierfür aber auch eine nette Nachbarin an, der du vertraust und zu der du einen guten Kontakt hast. Was für den einen ein netter Spaziergang ist, ist für Mütter mit kleinem Baby unter Umständen an manchen Tagen kaum zu bewältigen. Solltest du Mehrlinge erwarten, so gilt das bereits Gesagte in besonderem Umfang für dich. Nur mit dem Unterschied, dass, wenn eines der Kinder schläft, das andere eventuell gerade munter ist und sich dein latenter Schlafmangel so gesehen automatisch verstärkt. Setze in jedem Fall das Schlafen an Priorität 1 und kläre auch deine Umwelt darüber auf, dass Schlafen nun dein Hauptinteresse ist, um für dein(e) Kind(er) gut sorgen zu können. Beim Stillen kannst du zwischenzeitliche Ruhephasen dadurch erwirken, dass du in bequemer Position im Liegen stillst und dabei kurz wegschläfst. Aber nur, wenn deine Umgebung gesichert ist! Sowohl für das Baby an der Brust (Stichwort: Herausfallschutz aus dem Bett) als auch für größere Geschwisterkinder (Stichwort: Fenstersicherung u.Ä.).

Schwangerschaftstest: Du kannst verschiedene Modelle davon für zu Hause z.B. in Drogeriemärkten, Apotheken oder dem meist günstigeren Versandhandel erwerben und rasch relativ sicher sein, ob du schwanger bist oder nicht. Ein Schwangerschaftstest misst das Schwangerschaftshormon hCG in deinem (am besten dafür geeigneten Morgen-)Urin und gibt dir im Falle eines Frühtests eventuell bereits schon vor der nächsten erwarteten Menstruationsblutung Bescheid. Falsch positive Ergebnisse sind zwar selten, können aber (genauso wie falsch negative Ergebnisse) durchaus vorkommen, daher kann ein zweiter Test zur Bestätigung sinnvoll sein. Alternativ zum käuflichen Schwangerschaftstest kannst du auch abwarten, bis du spezifische Körperveränderungen (z.B. den Wegfall der monatlichen Blutung bzw. die andauernde Hochlage der morgendlichen Aufwachtemperatur) an dir feststellst. Manche Frauen spüren eine Schwangerschaft recht bald auch ohne weitere Hilfsmittel, weil sie sich rundum „schwanger“ fühlen. Finde ganz einfach heraus, wie du herausfinden möchtest, ob du schwanger bist oder nicht.

Sex: Sex in der Schwangerschaft kann die Beziehung mit deinem Partner neu beflügeln oder auch auf eine Bewährungsprobe stellen. Zum Beispiel dann, wenn du gar keine Lust darauf hast, oder wenn er nicht mag, weil er die Mächtigkeit deines veränderten Zustandes zwar interessant, aber nicht gerade lustfördernd findet. Solltest du – auch ohne Partner – Lust auf Lust verspüren, so nimm dir das, was dir zusteht und besorge dir, falls erwünscht, geeignete Hilfsmittel. Auch hier gilt: Eine Regel für Sex in der Schwangerschaft gibt es nicht, und du bzw. ihr findest/findet am besten selber heraus, was dir/euch guttut und worauf ihr nun lieber verzichtet.

Steißlage: siehe *Beckenendlage*

Stillen: Nütze die positive Wirkung des Stillens vollmundig für dich aus, nicht nur, was die Hormonausschüttung, sondern vor allem auch, was die Gesundheit und Praktikabilität angeht. Von der Kostenersparnis ganz zu schweigen. Im Laufe eines Kinderlebens kannst du ganze Badewannen vollstillen. (Eventuell interessiert dich hierzu auch das Buch „Still die Badewanne voll!“) Dein Körper wird je nach Alter des Babys bzw. Kindes die passende Milch in der erforderlichen Menge produzieren. Die Nachfrage regelt das Angebot, und bereits während der Schwangerschaft kannst du deine Brüste „melken“ und erstaunt feststellen, dass sie schon Monate vor der eigentlichen Geburt eine wässrig-milchige Substanz von sich geben. Übe dich frühzeitig im manuellen Ausdrücken deiner Brüste, du wirst diese Fähigkeit später sehr gut brauchen können. So bist du, zum Beispiel wenn du etwas Milch sammeln möchtest, nicht auf kaufbare Milchgewinnungsgeräte angewiesen.

Übelkeit: Du bist schwanger und musst dich übergeben oder fühlst dich allein schon beim Geruch bestimmter Substanzen kotzunwohl? Dieser Zustand sollte rund um den vierten Schwangerschaftsmonat herum überstanden sein. Wenn du unter übermäßiger Schwangerschaftsübelkeit leidest („Hyperemesis gravidarum“), zögere nicht, deine Hebamme oder deine/n Frauenarzt/ärztin um Rat zu fragen. Bestimmt hat sie/er ein paar Tipps für dich, wie du die Situation erträglicher gestalten kannst. Gönne dir speziell in der Anfangszeit der Schwangerschaft jedenfalls ausreichend Ruhe und Schlaf, denn dein Körper ist erst dabei, sich auf den neuen Erdenbürger einzustellen. Dies bedeutet einen ungeheuren Kraftaufwand für ihn, auch wenn der Zellklumpen und spätere Embryo erst winzig klein und mit freiem Auge noch nicht als solcher zu erkennen ist.

Ultraschall: Der Ultraschall gehört zu einer Schwangerschaft ja gewissermaßen dazu, magst du vielleicht denken. Aber wusstest du, dass in manchen Ländern Ultraschall-Untersuchungen an Schwangeren nur nach strenger medizinischer Indikation durchgeführt werden dürfen? Andere

Länder, andere Einstellungen zum Beschallen schwangerer Bäuche, und die mögliche Gefährdung deiner Leibesfrucht durch Ultraschall-Frequenzen ist noch lange nicht ausreichend erforscht. Man möchte daher sagen: im Zweifel weglassen, und nur im dringenden Fall zur Abklärung von wichtigen Fragestellungen anwenden. Besonders beliebt ist bei FrauenärztInnen die Prophezeiung des Geburtstermins mittels Ultraschall. Jedoch halten sich nur etwa vier Prozent aller Babys an diese Terminvorgabe, sie ist also höchst unzuverlässig und bringt dich möglicherweise in Bedrängnis, wenn es dein Baby nicht so eilig hat wie der Ultraschall-Spezialist. Und was die Ultraschall-Verkündigung des kindlichen Geschlechts angeht: Möchtest du dir die Freude auf das Selbst-Entdecken deines Kindes schon Monate vor der Geburt nehmen lassen – oder lieber selber nach der Geburt feststellen, ob sich ein Mädchen oder ein Junge so lange von dir tragen hat lassen, bis es an der Zeit war, sich von Mamas Körper zu ent-binden?

Urin: Dein Urin riecht irgendwie anders als sonst? Das liegt unter anderem an Babys Fruchtwasser, das du regelmäßig ausscheidest. Und mit deiner feinen Schwangerschaftsspürnase fällt dir der Unterschied zu früher womöglich ziemlich deutlich auf. Eventuell bemerkst du auch, dass sich dein Urin etwas anders „anfühlt" als sonst, irgendwie weicher und rutschiger und nicht ganz so reinflüssig. Auch das hängt mit dem Fruchtwasser des Babys sowie deiner veränderten hormonellen Situation zusammen.

Vorsorgeuntersuchungen: Der Hausarzt eines älteren Freundes sagte einmal: „Eine Schwangere? Die rühre ich nicht mehr an." Von dieser Einstellung ist heutzutage leider nicht mehr viel übrig geblieben. Zu groß ist der Glaube daran, durch sogenannte „Vorsorgeuntersuchungen" auch wirklich Positives bewirken zu können. Doch überlegen wir kurz gemeinsam, was der Begriff „Vorsorgeuntersuchung" bedeuten könnte. „Vorsorge" – Ist das etwa das, was vor der eigentlichen „Sorge" kommt? Und „Untersuchung" – wie genau ist diese beschaffen? Allzu oft werden an und für sich zufriedene Schwangere mit unnötigen Vorsorgeuntersuchungen belästigt, und verschieden formulierte Risikokataloge decken dann etwaige Mängel auf, die von der jeweiligen Frau aber gar nicht als solche erkannt worden wären, weil der „Mangel" für sie persönlich einfach ganz normal war und zu ihrem Leben dazugehörte. Die wenigsten von uns werden mit Durchschnittswerten beschrieben, und fast jede(r) weicht von der „Norm" ab. Doch im Falle der Schwangerschaft wird dieses Abweichen von der Norm mitunter als Gefahr gedeutet, weil das Geheimnis des Kinderkriegens eben bis heute etwas Sagenhaftes und Unerforschtes in sich trägt. Überlege daher gut, welche Untersuchungen du an dir vornehmen lässt, wenn du schwanger bist. Bei inneren Untersuchungen (über die Scheide) besteht stets die Möglichkeit, Keime einzuschleppen (vor allem in größeren Praxen und in Krankenhäusern) und dein Kind dadurch zu gefährden. Das häusliche Keimspektrum ist deinem Körper bekannt, aber in Frauenarztpraxen und Krankenhäusern können unliebsame und unsichtbare Gäste auf dich warten. Auch Untersuchungen, die das Kind vermessen oder bewerten sollen, können sich im Nachhinein als wenig dienlich herausstellen – wenn du zum Beispiel eine in Prozentzahlen verpackte Chance auf Krankheit, Behinderung oder sonstige Defekte präsentiert bekommst. Wie sehr die eigentlich frohe Hoffnung dann einer zumindest im Hintergrund stets präsenten Angst weicht, liegt auf der Hand. Nimm jedenfalls Hebammenhilfe oder ärztlichen Rat in Anspruch, wenn du dich unwohl fühlst oder berechtigte Zweifel an der Intaktheit deines Zustandes hegst. Traue deiner Intuition aber vor allem auch dann, wenn es darum geht, bedingungslos schwanger und einfach etwas anders als sonst zu sein.

Vorwehen: siehe *Harter Bauch*

Zucker: siehe *Kohlehydrate*

Übrigens: Anna hat, als es an der Zeit war, ihr Wölfchen ganz einfach zu Hause geboren. Wie genau das passiert ist, liest du am besten in „Lass es raus!“, Annas Buch zu ihrer freien Geburt. Keine Frage, dass Anna ihr Wölfchen auch gestillt hat, und zwar nach Lust und Laune. Jahre später hat sie über ihre gesammelten Stillerfahrungen „Still die Badewanne voll!“ geschrieben, und auch dieses Buch ist einen Blick von dir wert.

Woran du dich unbedingt erinnern möchtest

Notiere dir die
Meilensteine deiner
Schwangerschaft!

1. bis 12. Schwangerschaftswoche

2. Trimester (4. bis 6. Monat)

3. Trimester (7. bis 9. Monat)

edition riedenburg

Im Buchhandel in Deutschland, Österreich und der Schweiz

www.editionriedenburg.at

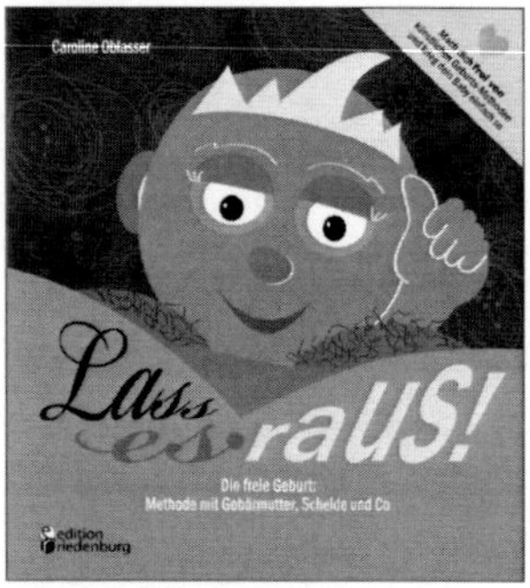

Lass es raus!
Die freie Geburt

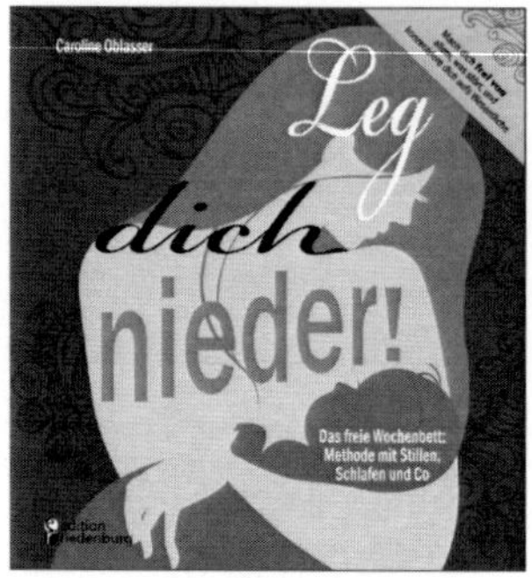

Leg dich nieder!
Das freie Wochenbett

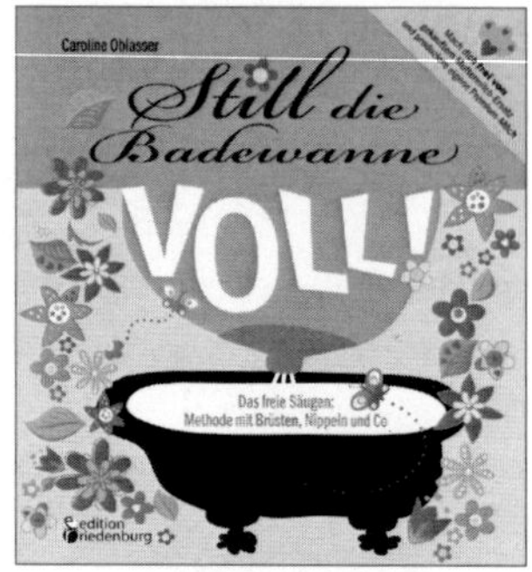

Still die Badewanne voll!
Das freie Säugen

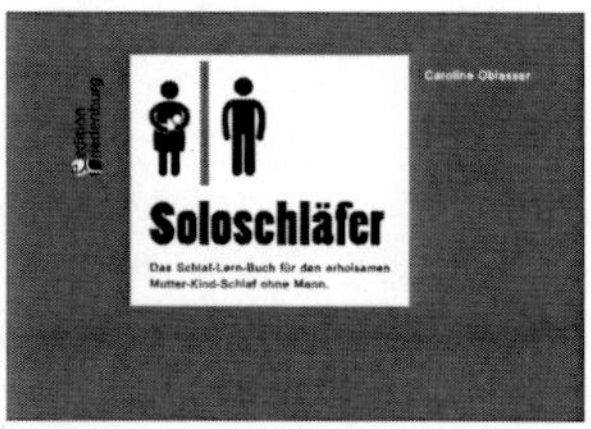

Soloschläfer
Das Schlaf-Lern-Buch für den erholsamen Mutter-Kind-Schlaf ohne Mann

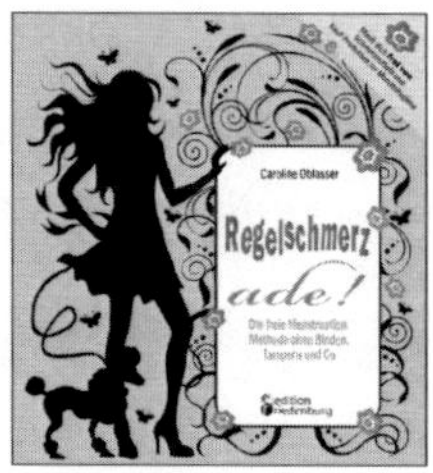

Regelschmerz ade!
Die freie Menstruation

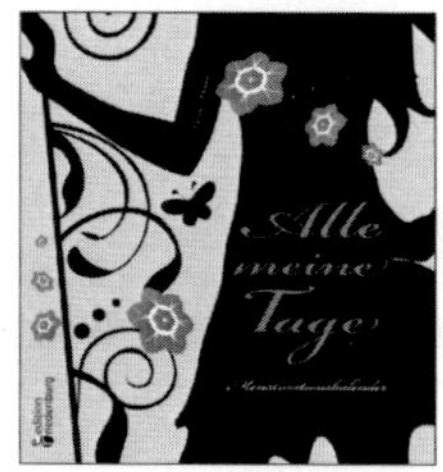

Alle meine Tage
Menstruationskalender

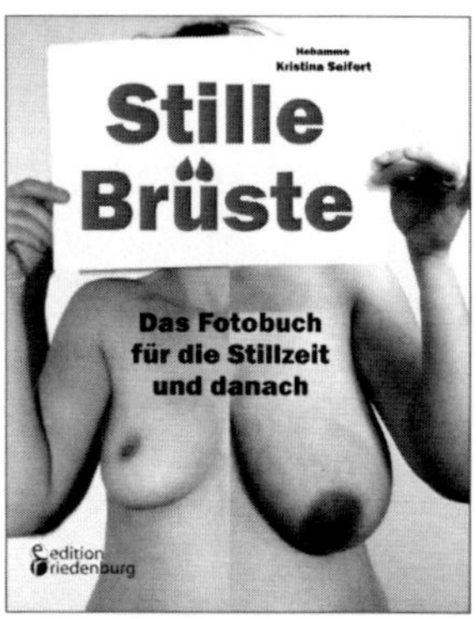

Stille Brüste
Das Fotobuch für die Stillzeit und danach

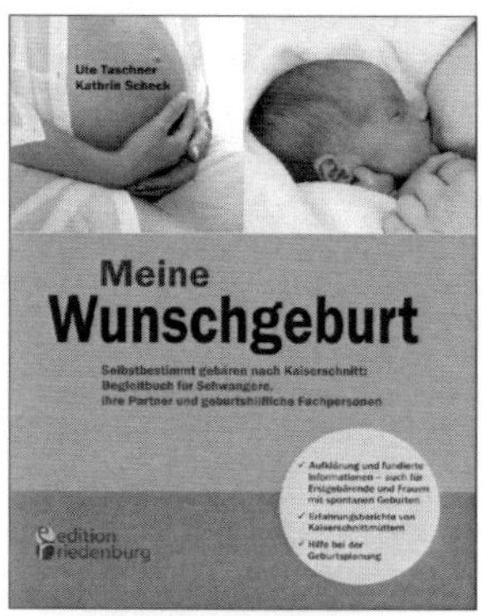

Meine Wunschgeburt
Selbstbestimmt gebären nach Kaiserschnitt: Begleitbuch mit Erfahrungsberichten

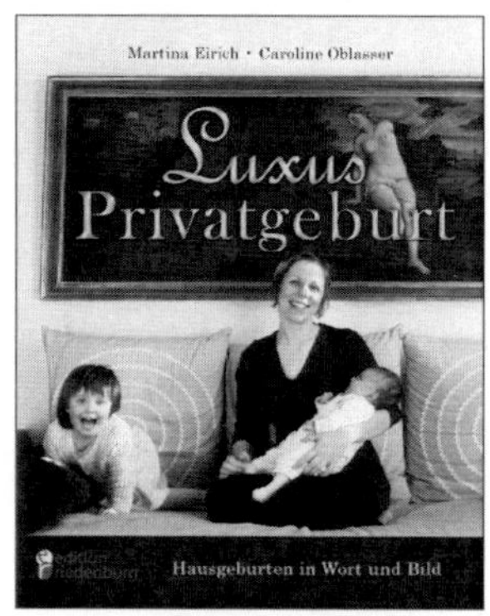

Luxus Privatgeburt
Hausgeburten in Wort und Bild

Die Sachbuchreihe

Für alle Kinder, die einfach noch mehr wissen wollen.

edition riedenburg

editionriedenburg.at

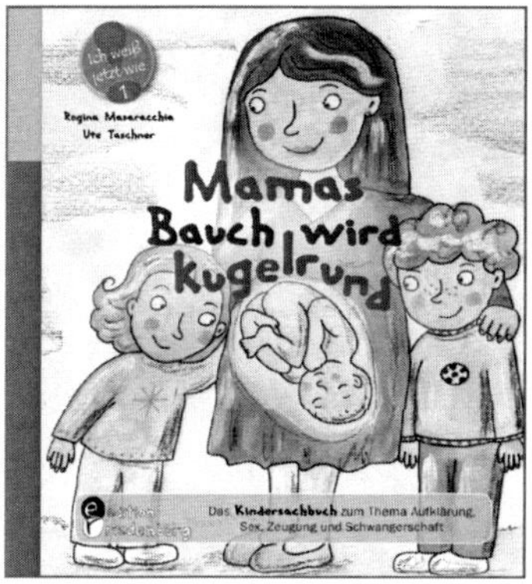

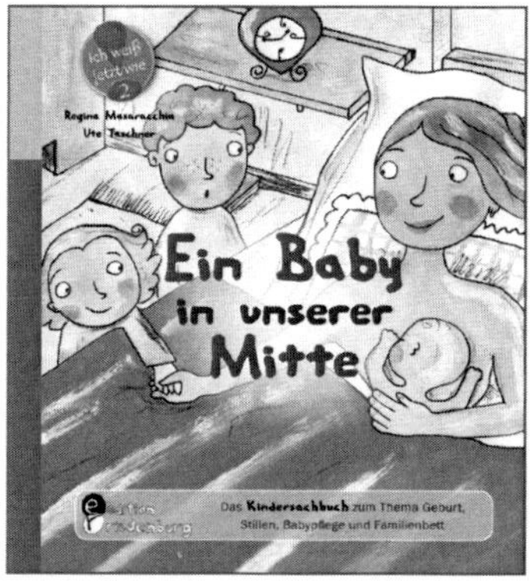

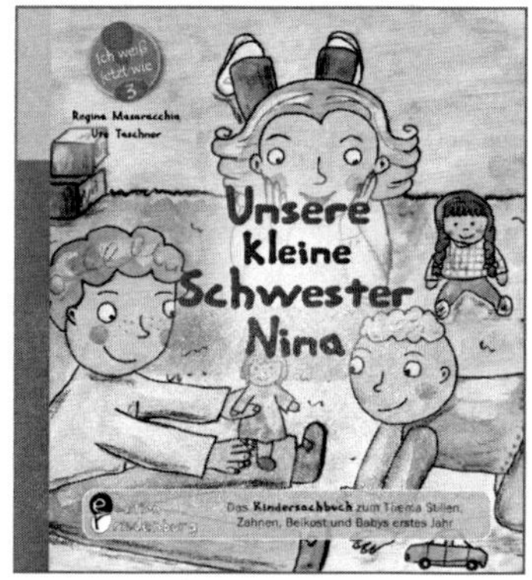

[1] **Mamas Bauch wird kugelrund** – Aufklärung, Sex, Zeugung und Schwangerschaft

[2] **Ein Baby in unserer Mitte** – Geburt, Stillen, Babypflege und Familienbett

[3] **Unsere kleine Schwester Nina** – Stillen, Zahnen, Beikost und Babys erstes Jahr

[4] **Besonders wenn sie lacht** – Lippen-Kiefer-Gaumenspalte: Ernährung, Operation, Heilung

[5] **Das doppelte Mäxchen** – Zwillinge: Geburt, Stillen und Babys im Doppelpack

[6] **Das große Storchenmalbuch mit Hebamme Maja** – Aufklärung, Geburt, Babyzeit

[7] **Tragekinder** – Ursprung und Methoden des bequemen Baby- und Kindertragens

[8] **Mama und der Kaiserschnitt** – Kaiserschnitt, nächste Schwangerschaft und Geburt

[9] **Mini ist zu früh geboren** – Frühgeburt [in Vorbereitung befindlich]

[10] **Klara weint so viel** – Schreibaby [in Vorbereitung befindlich]

[11] **Lilly ist ein Sternenkind** – Verwaiste Geschwister und Trauer nach Verlust eines Kindes

[12] **Oma braucht uns** – Pflege alter Familienmitglieder [in Vorbereitung befindlich]

[13] **Oma war die Beste!** – Abschied nehmen, Sterben und Trösten

[14] **Unser Baby kommt zu Hause!** – Hausgeburt und Begleitung durch die Hebamme

[15] **Baby Lulu kann es schon!** – Natürliche Säuglingspflege und windelfreies Baby

[16] **Finja kriegt das Fläschchen** – Fläschchen geben und (teilweises) Stillen

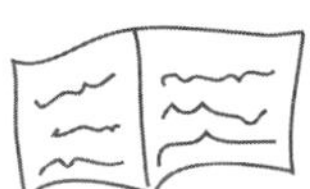

Im (Internet-)Buchhandel in Deutschland, Österreich und der Schweiz